试管宝宝养成记

主　编　刘　姗

副主编　马　帅　李　媛

科学技术文献出版社
SCIENTIFIC AND TECHNICAL DOCUMENTATION PRESS
·北京·

图书在版编目（CIP）数据

试管宝宝养成记 / 刘姗主编. —北京：科学技术文献出版社，2016. 10
ISBN 978-7-5189-1947-5

Ⅰ. ①试… Ⅱ. ①刘… Ⅲ. ①试管婴儿—基本知识 Ⅳ. ① R321-33

中国版本图书馆 CIP 数据核字（2016）第 226966 号

试管宝宝养成记

策划编辑：彭 玉 责任编辑：彭 玉 责任校对：赵 瑷 责任出版：张志平

出 版 者	科学技术文献出版社
地 址	北京市复兴路15号 邮编 100038
编 务 部	（010）58882938，58882087（传真）
发 行 部	（010）58882868，58882874（传真）
邮 购 部	（010）58882873
官 方 网 址	www.stdp.com.cn
发 行 者	科学技术文献出版社发行 全国各地新华书店经销
印 刷 者	北京时尚印佳彩色印刷有限公司
版 次	2016 年 10 月第 1 版 2016 年 10 月第 1 次印刷
开 本	850×1168 1/32
字 数	79千
印 张	4.5
书 号	ISBN 978-7-5189-1947-5
定 价	18.00元

精子如何遇见卵子

——记最浪漫的爱情

精子的一生只有一个梦想，就是遇到卵子，与卵子"结婚生子"。这个梦想是其生命的全部意义所在，为了达到这一目标，他锻炼身体，让自己成为运动健将；他不停地奔跑，风雨兼程。

奔跑中，山路崎岖，有些伙伴迷途了，有些伙伴体力不支，而最勇敢的一条精子在风雨中得到洗礼，道路中的蛋白酶为他洗去尘埃，磨炼了他的意志，他更加努力的奔跑起来。

当他平安经过子宫的宽大怀抱，又遇到了两侧输卵管的交叉路口，无论选择哪边，都是一场赌注。

穿过荆棘遍布的输卵管，终于有一部分精子有幸见到了卵子的真容，他们被她的美丽深深地吸引，但是卵子身上有巫女施加给她的"糖衣炮弹"和法术，法术规定只有真正爱卵子、并且第一个吻到卵子的精子才能获得卵子的真爱，并解除卵子身上的禁忌。经历了人生风雨的精子们，依然义无反顾地奔向卵子。这时候，有一批精子阵亡了。最强壮的精子，最终来到卵子的身旁，他挽起她的手，轻轻地吻了上去。

精子与卵子最终幸福地在一起了……

后来，他们有了自己的宝宝。

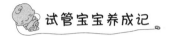 试管宝宝养成记

宝宝为了探索父亲走过的千山万水，少年时就离开家乡，沿着父亲走过的崎岖山路，攀岩爬过遍山荆棘，在旅途中茁壮成长了起来。

后来，他来到了子宫这广阔而富饶的平原，在这里修建了自己的小屋，把整个屋子装饰成为花园，自己在里面闭目修行。

历经 300 天的日夜修行，终于，某一刻，豁然开朗，破茧成蝶……

现实生活并不总是浪漫而美好的。世界范围内，不孕症的发病率逐年增加，对育龄女性的身心都造成了巨大影响，她们承受着来自家庭和社会的双重压力。不孕症的治疗不能一蹴而就，患者常需多次前往医院，并且常常存在经过长时间候诊之后，因与生理周期不符而无法检查或治疗等情况，浪费大量的时间和精力。本书的编者致力于生殖内分泌和辅助生殖的临床工作，用浅显易懂的语言描述了不孕症的相关疾病知识和就诊流程，衷心希望通过本书的编写和出版，使受不孕症困扰或者因此而接受辅助生殖技术治疗的夫妇少走弯路，身心放松，愉悦地迎接心爱的宝宝。

在此，我们向所有为本书付出辛勤劳动的编者表示衷心的感谢。由于该领域发展迅速，临床情况复杂多变，本书不可避免地存在疏漏或不足，恳请广大读者批评指正。

编者的话
2016 年 8 月

目录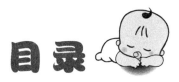

11. 卵巢高反应......109

12. 卵巢过度刺激综合征......110

13. 输卵管积水患者做试管婴儿前也有可能
  需要手术治疗......114

14. 传染性疾病的患者辅助生育治疗注意事项......114

15. 患者和医生之间需要理解与沟通......115

16. 辅助生殖伦理与法规......116

四、护理和宣教......118

  1. 首都医科大学附属北京朝阳医院体外受精
   （IVF）患者须知......118

  2. 首都医科大学附属北京朝阳医院移植须知......121

  3. 达必佳注射方法......123

附录　首都医科大学附属北京朝阳医院生殖中心......125

  一、首都医科大学附属北京朝阳医院生殖医学
   中心简介......125

  二、首都医科大学附属北京朝阳医院生殖医学
   中心医生简介......126

    1. 李媛......126

    2. 曲丹妮......127

    3. 刘姗......127

    4. 任海颖......128

    5. 苏慧......128

    6. 张旸......129

试管宝宝养成记

第一章　女性健康知识

一、月经

1. 卵泡长好了，月经才正常

女性体内有一条调节女性激素的轴，称为下丘脑－垂体－性腺轴。它正常运转，卵巢才可以正常排卵，雌孕激素才可以发生周期性变化。激素作用于子宫内膜，子宫内膜发生周期性的脱落和出血，从而出现了女性特有的月经，即"大姨妈"。

出血日为月经的第 1 天，两次月经的第 1 天的间隔时间称为一个月经周期。医生在问诊时提到的末次月经或最后一次月经，指的就是最后一次月经的第 1 天。如果你怀孕了，算预产期的时候，也可以根据最后一次月经的第 1 天来算。

正常的月经周期是 21 ～ 35 天，平均为 28 天。1 个月经周期分为月经期、卵泡期和黄体期 3 个阶段：

月经期是月经周期的第 1 ～ 4 天。每次月经的持续时间为经期，这是两个不同的概念。

卵泡期是卵泡生长的时期。平时做的排卵监测就是监测在这个时期卵泡发育的情况。正常情况下，例如某人的月经周期是 28 天，那么在月经周期的第 10 ～ 12 天就应该有一个优势卵泡，直径 12 ～ 14mm，到第 14 天能长大至 18 ～ 22mm，同时成熟的卵泡分泌大量雌二醇，促进排卵的激素也会升高。对于第一次做排卵监测的女性，医生会建议其查一下排卵前卵泡的雌二醇、促黄体生成素等，可初步判断这个卵泡的质量。

黄体期是排卵后到月经期的前 1 天。因为月经周期长短不同，所以女性的卵泡生长速度也不一样。卵泡成熟后开始排卵，进入黄体期。如果卵子没有受精，那么残留在卵巢中卵子周围的颗粒细胞等将形成黄体。黄体寿命约 14 天，排卵后第 7 天黄体功能最强，此时雌二醇和孕激素均达到高峰，然后逐渐下降，排卵后 14 天降至基础水平，同时月经来潮。很多女性问医生怎么算排卵期，黄体期的长度差不多是固定的，所有女性都一样，为 12 ～ 16 天，平均为 14 天，所以对于一个月经周期特别规律的女性，排卵期在下一次月经来潮的前 14 天。举个例子，一位女性的月经周期是 30 天，这次月经是 5 号来，下次月经大约是下月 5 号来，那排卵日从下月 5 号往前推 14 天，即本月 21 号。对于月经周期不规律的女性，一般排卵也不规律，所以医生无法给出准确的排卵日，只能建议她们通过做经阴道超声监测卵泡来确定排卵期。

排卵后同房，如果形成受精卵并顺利种植到子宫内膜，月经黄体就会转变为妊娠黄体，一直分泌黄体酮，给予胚胎黄体支持，直至孕10～12周，胎盘逐渐形成，取代妊娠黄体的支持作用。在促排卵周期中，部分促排卵药有溶黄体作用，使黄体萎缩无法为胚胎提供黄体支持，所以，在排卵后需要口服孕酮加强黄体支持。在试管婴儿周期中，也需要完全替代的黄体支持，一直到胎盘形成再逐渐减量。

除了性激素，月经还受其他许多激素如甲状腺激素、肾上腺激素及神经的调节。所以，环境的改变、心情的起伏、精神的变化都可能导致月经的改变。

2. 月经源于子宫内膜

月经与子宫内膜有着千丝万缕的关系。月经就是子宫内膜的周期性脱落和出血。月经周期子宫内膜的变化也有规律可循。

内膜贴在宫腔里，是胚胎种植的土地，有丰富的血流，有强大的自我更新能力，在经历周期性的脱落后又能再生。它分为基底层和功能层。脱落的是功能层，基底层负责它的再生。所以，倘若基底层损伤，子宫内膜将无法正常再生。在这里，要提醒各位女性朋友，没有生育要求时一定要注意避孕，因为人工流产或药物流产等对子宫内膜的伤害很大，很可能会损伤基底层，让原本肥沃的土地永久地变得贫瘠。

子宫内膜参与的月经期就是月经的第1～4天。此时的雌孕激素都降到最低水平，内膜的功能层崩解脱落，崩解的

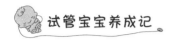

内膜、血管组织和血液等流出形成月经。月经量 20～60ml。每个人经期的经量都不一样，但是同一个人在较长的一段时间应该是相似的，经量可以根据卫生巾的使用个数判断。如果一个人的经量在短时间内出现了改变，过多或过少，可能是疾病的信号。

卵泡期对应子宫内膜的增殖期，这个时期是子宫内膜脱落后修复生长的时期，卵泡也是在这个时期生长成熟的。这个时期的子宫内膜腺体在生长，血管在生长，特殊的细胞也在生长。在排卵之前，内膜的形态一般都是 A 型，做卵泡监测的女性都知道，这是最好的内膜形态；在做经阴道超声时可见内膜呈"三线征"，即内膜状态良好。排卵前内膜的厚度也很重要：内膜的厚度在 8～12mm 是比较合适的，内膜小于 6mm 不利于胚胎着床，内膜过厚时形态欠佳，也不利于着床。医生会非常关注排卵前内膜的形态和厚度是否合适。

宫腔镜检查和输卵管造影都在内膜的增殖期进行，此时内膜不厚，形态较好，有利于观察是否存在病变。为了预防感染，要求做检查的女性从来月经开始都不同房。

黄体期对应子宫内膜的分泌期。排卵后进入黄体期，子宫内膜在孕酮的作用下开始变浑浊，此时的内膜的形态称之为 B 型。这个时期的子宫内膜适合胚胎种植。怀孕成功，内膜在孕酮作用下成为孕育胚胎的肥沃土壤，为胚胎提供营养。如果没有怀孕，随着雌孕激素的下降，又回到了月经期。

3. 为什么会出现非月经期的出血

除了经期出血，可能极少数女性会出现非经期的出血。

如月经很规律，两次月经中间出血，量少，持续时间短。很有可能是排卵期出血。病因多是女性的情绪、压力或劳累。要与阴道炎、宫颈炎鉴别，也要排除宫颈息肉和阴道息肉。

如果女性在同房后出血，而且白带异常，就需要警惕了，要尽快就诊于妇科做检查。一般只有宫颈癌患者才会出现多次同房后出血。在这里也要提醒各位女性朋友，只要有性生活，就应该每年进行妇科查体，而且必做宫颈癌细胞筛查。

如果你一直阴道流血不止，也应该及时就诊，有可能是子宫内膜增生。出血时间长或出血量大会导致贫血，进一步发展有可能演变成子宫内膜癌。如果伴随腹痛坠胀，并且超过月经周期而没有按时来月经，很可能是宫外孕，此种情况很凶险，应立即就诊。如果没有以上症状，月经周期正常，仅有月经淋漓不尽，可能就是卵巢激素紊乱，建议到妇科内分泌就诊。

4. 月经失调，怎么办

月经失调包括月经量的异常和月经周期的异常。

（1）青春期女孩和围绝经期女性出现月经失调，怎么办？

青春期女孩刚刚建立激素调节机制，还不够完善，可能会出现月经不规律，不用过于焦虑，及时就诊，用药物止血和调整月经周期即可。

围绝经期女性的卵巢功能趋于衰竭，没有正常的排卵，所以月经不规律，有时候还会出现月经淋漓不尽，甚至因失血过多而输血治疗。正确的做法是，如果月经超过 10 天不结束，及时就诊，先止血治疗；如果出现多次月经异常，则需要做诊断性刮宫以排除内膜的病变。

绝经后的女性，即已经绝经 1 年以上，又突然来月经，也要引起注意，一定要尽快就诊，以排除子宫内膜的恶性病变。

（2）育龄期妇女的月经失调，怎么办？

育龄期妇女的月经失调有器质性原因和内分泌的原因。

器质性原因是指生殖器官存在某些病变，如子宫内膜息肉、子宫内膜增生、宫颈息肉、宫颈炎症、子宫内膜粘连、宫颈粘连等。器质性的原因可以通过妇科查体、妇科超声等检查发现。

内分泌的原因是指雌孕激素分泌失调，或存在其他使雌孕激素分泌异常的因素，比如泌乳素升高、雄激素升高、甲状腺激素异常、促性腺激素偏低等。可以通过生殖激素六项、甲状腺功能、妇科超声、排卵监测等来判断。

如果是因为生殖器官的病变导致月经失调，需要治疗基础疾病：如果有息肉就去除息肉；如果是炎症，就抗感染治疗；如果是宫腔粘连，那就通过宫腔镜手术分离粘连。如果是内分泌的原因，要纠正紊乱的内分泌环境：甲状腺功能减低或亢进引起月经量的变化，需调节甲状腺功能；高泌乳素血症或高雄激素血症导致的月经不规律或月经量异常，需药物治疗；如果患者有排卵障碍且有生育要求，建议选择促排卵治疗或试管婴儿治疗。如果没有生育要求可以通过口服避孕药、人工周期激素治疗等。

常见的导致月经失调的病因有多囊卵巢综合征、高泌乳素血症、功能失调性子宫出血、子宫肌瘤、子宫腺肌症等。

"大姨妈"很有用，她按时来了说明你上个月的卵泡很可能正常排出；某天你的"大姨妈"耍脾气不来了或凌乱了，你可能得担惊受怕了。对于想当妈妈的女性，呵护你的"大姨妈"，让她月月按时来，才能助你实现当妈妈的梦想。

二、闭经

女孩到了该来月经的年纪却一直不见月经来潮，家长就会很着急；本来月经还挺规律的女性，突然不来月经了，也会很着急。虽然一部分女性觉得来了"大姨妈"很麻烦，但是"大姨妈"不来了更让人揪心。

在医学上，这种现象被称为"闭经"。闭经包括原发性闭经和继发性闭经。原发性闭经指年龄超过 14 岁，无月经来潮及第二性征未发育；或超过 16 岁，第二性征已发育，月经还未来潮。上面讲的女孩不来月经就是这种情况。继发性闭经指曾有月经，但现停经时间超过 6 个月，或大于等于 3 个月经周

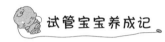

期。这部分人群占总体闭经人群的 95%。

这张图讲述了下丘脑－垂体－卵巢和子宫之间的关系，这三者相互相应，最终通过卵巢分泌的激素影响子宫内膜而出现月经（图 1-1）。

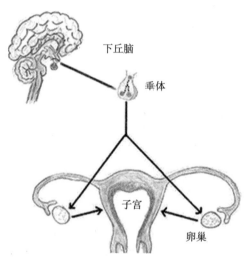

图 1-1　下丘脑－垂体－卵巢和子宫之间的关系

1. 为什么会出现闭经

下丘脑和垂体都存在于头颅，它们发生病变、缺血或先天缺陷必然会影响其正常作用。下丘脑的功能还会因环境改变、重大刺激、精神打击、紧张等应激的影响而受抑制，从而引起闭经。此外，体重过度下降出现神经性厌食或运动过度、脂肪过少都可能导致闭经。

卵巢在盆腔，受神经和内分泌激素的调节。卵泡生长发育，从而分泌激素，使子宫内膜发生同步性周期性变化。卵巢先天发育不全、卵巢功能减退或其他病变都可能引起闭经。正常女性的染色体核型为"46，XX"，染色体核型为"45，X"的患者少了一条X染色体，卵巢会发育不良，不会有正常的月经，也不能生育。此外，调控卵巢发育的染色体或基因异常的女性，也可能会出现性腺发育不良，从而不能成为妈妈。40岁之前的卵巢功能衰竭，称为卵巢早衰，这些患者早于正常女性绝经，也遭遇很多痛苦。

月经是子宫内膜的脱落和出血，子宫内膜的变化受卵巢激素的控制。如果子宫内膜出了问题，即使卵巢功能正常，仍会出现闭经。如发生宫颈粘连、宫腔粘连的时候出现的闭经。先天性的病变如阴道横隔、阴道闭锁，经血不能排出也表现为闭经。

月经受神经、内分泌系统的调节。体内的其他激素如肾上腺素、甲状腺素等如果出现严重的异常，也会影响月经，甚至会导致闭经。

2. 闭经了，怎么办

如果因怀孕了而出现闭经，而你刚好想当妈妈，那就太好了！如果不是怀孕，就应该尽快就诊，因为这时候你的身体一

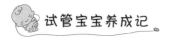

定是哪里出了问题了。

首先要完善检查，找到病因。从没有过月经的患者，医生会考虑到先天性因素、染色体和免疫方面的原因；继发性闭经的患者，医生会层层筛查，定位到底是子宫、卵巢还是头颅里"老大"出了问题。当然此时，最需要提供完整的病史，告诉医生最近有没有什么变化，是不是某种原因导致了闭经。

找到原因后，具体的治疗就交给医生了。医生会根据你的年龄和生育要求给出最合适的治疗建议。如果是染色体有问题或未生育女性出现卵巢早衰，医生可能往往会无能为力，因其无法更改染色体，也不能让卵巢返老还童，只能用药物帮助你尽量减少疾病的发生，让青春跟正常人一样长。如果是有生育要求的患者闭经了，先纠正病因，如果月经和排卵恢复了，就可以自己试孕；如果纠正病因后仍无法恢复正常排卵，此时可以进行促排卵治疗或考虑辅助生殖技术治疗。

三、避孕

1. 常用的避孕方法

受孕的四大条件是：男方能够产生足够好质量的精子、女方能排出健康的卵子、具备通畅的输卵管供精子和卵子相遇并运输受精卵、受精卵在"肥沃"的子宫内膜种植。阻断了其中任一个环节，受孕便很困难。

常用的避孕方法就是这么来的：如避孕套阻断了精子和卵子相遇；输卵管结扎阻断了精子和卵子的相遇；宫内节育器阻止胚胎的着床，其中的活性成分还有毒害胚胎的作用；口服避孕药则是通过抑制排卵、改变子宫内膜的性状等进行避孕；安全期避孕的方法是避开排卵前后的时间，但是其实很不安全。

2. 口服避孕药的优越性

在欧美国家，口服避孕药是主要的避孕手段。口服避孕药含有雌二醇和孕激素两种激素，通过抑制排卵、抑制子宫内膜增生使子宫内膜不利于胚胎着床来达到避孕目的，只要掌握好了服用方法，能达到满意的避孕效果。医生还常用它来治疗月经失调和子宫内膜增生，减少子宫内膜癌和卵巢癌的发生。有些药物如达英-35（炔雌醇环丙孕酮片）还可以用于治疗多囊卵巢综合征导致的高雄激素血症和升高的促黄体生成素(LH)。在辅助生殖技术中，还可以用口服避孕药进行子宫内膜和卵巢的预处理，以更好地降调节和促排卵（停服短效口服避孕药后，不需要等待，来月经后的当月就可以直接试孕）。少数长期用药者可能会出现体重增加、阴道流血（常因服药方法错误导致）等现象。

3. 避孕的重要性

对于女性而言，不避孕的后果非常严重。如果在无生育要求的情况下没有避孕或避孕失败，可能就会意外怀孕。怀孕后

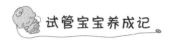

无论做人工流产还是药物流产，都对女性有非常大的伤害。

在心理上，女性会有恐惧感，对于要不要这个宝宝感到矛盾和为难。在手术前，会对手术本身害怕，术后可能对以后会出现的并发症感到害怕，有时还会为失去自己的宝宝感到难过和后悔。

流产会伤害女性的身体，药物流产可能留有残留物而必须再进行刮宫，也可能出现产后出血时间延长、出血量增多。人工流产除手术中并发症如子宫穿孔、吸宫不全、术中出血、术后感染、宫颈裂伤等，还有远期并发症如宫颈、宫腔粘连、慢性盆腔炎等，进而可能导致不孕，影响妊娠和分娩。

许多并发症的发生率较低，也可以通过医生经验去减少，然而有一些并发症却无法避免，比如不孕。来门诊治疗不孕症的人很多，我们发现，有过流产史的患者不孕症的发病率远远高于普通人群，主要的病因是流产后导致的输卵管炎症和宫腔的改变，表现为输卵管粘连或梗阻、子宫内膜炎、宫腔粘连和子宫内膜薄等。接下来的治疗可能要付出很大的代价，例如长时间的奔波和心灵的疲惫。治疗的方式也许是宫腹腔镜手术，也许是试管婴儿，还有的先做完宫腹腔镜手术没有效果再做试管婴儿。有时候花了时间和金钱，却什么也没有得到。

年轻的时候并不是很了解避孕的重要性，不采取避孕措施，怀孕了就去做流产。要知道做流产不是避孕方法，而是避孕失败后不得已的补救措施，不要等到想要当妈妈时才后悔。我们希望，学校和家长能多给年轻人一些关于避孕的知识，让女孩们懂得保护自己，避免流产带来沉重的代价。作为生殖科的医生，我希望你保存好自己的生育能力，能在合适的时间如愿拥有自己可爱、健康的宝宝。

四、流产

1. 什么是流产

大家都听说过流产，提起流产不免心生畏惧。到底流产是怎么回事？怀孕不足 28 周、宝宝体重不足 1000g 而终止者称流产。怀孕 12 周末前终止者称为早期流产，怀孕 13 周至不足 28 周终止者称为晚期流产。由自然因素导致的流产称为自然流产，占全部怀孕的 10% ～ 15%，其中 80% 以上为早期流产。

2. 自然流产的病因

(1) 胚胎因素：主要原因是宝宝染色体异常，包括数目异常、结构异常。早期流产的宝宝染色体检查发现，50% ～ 60% 存在异常。夫妻中任何一方有染色体异常均可遗传给宝宝，导致流产。除了遗传因素以外，感染和药物也可以引起宝宝的染色体异常，这种流产常在 12 孕周前发生，如果侥幸怀孕到足月，宝宝出生后可能是畸形儿，或有代谢、功能的缺陷。

(2) 母体因素：准妈妈有如梅毒、流感、巨细胞病毒、弓形虫、单纯疱疹病毒、衣原体、支原体等引起的感染，可能引

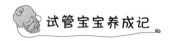

起胎儿染色体异常而导致流产，感染导致的高烧可以促进子宫收缩引起流产。准妈妈患有心衰、严重贫血、高血压、慢性肾炎及严重的营养不良等缺血缺氧性疾病也可导致流产。黄体功能不足、甲状腺功能低下、严重的未控制的糖尿病等内分泌疾病也是导致自然流产的原因。血型抗原及准妈妈的自身免疫状态异常等都是流产的因素。畸形子宫包括子宫发育不良、单角子宫、双子宫、子宫纵隔、宫腔粘连以及某些子宫肌瘤均可影响胚胎着床和胎儿发育而导致流产。子宫如同一个倒置的口袋，宫颈是口袋的开口。宫颈的重度裂伤、宫颈内口松弛或过短可能导致宫颈力量不够而引起宝宝流产。子宫手术、撞击、性交过度等创伤亦可以导致流产。精神创伤如过度紧张、焦虑、恐惧、忧伤等都是流产的原因。此外，一些不良习惯如过量吸烟、酗酒，吸食吗啡、海洛因等毒品均可导致流产。

（3）环境因素：准妈妈接触过多化学物质如砷、铅、甲醛、苯、氯丁二烯、氧化乙烯等，也可能导致流产。

3. 流产的表现

（1）停经：大部分自然流产患者有明显的停经史，再结合恶心等早孕反应、子宫增大以及超声检查发现的宫腔内妊娠囊就可确定妊娠。但有的患者怀孕早期流产导致的阴道出血类似于月经，这些女性常无明显的停经史，因此难以发现。有50%的流产发生时女性自己还不知道怀孕，但仅仅通过血、尿 HCG 检查有阳性发现，即生化妊娠。

（2）阴道出血和腹痛：早期流产者常有阴道出血后腹痛。由于胎儿死亡，引起阴道出血，刺激子宫收缩将胎儿排出，产生腹痛。晚期流产的过程类似于早产和足月产，经过阵痛后排出胎儿和胎盘，同时出现阴道出血。

4.流产的分型

按流产发展的不同阶段，分为以下临床类型：

（1）先兆流产：停经后阴道少量出血，或有血性阴道分泌物，可伴有轻微小腹痛或腰骶部胀痛，此时宫颈口未开，无妊娠物排出。经过卧床休息与相应的治疗，症状可逐渐消失，妊娠继续。如果症状逐渐加重，可发展成为难免流产。

（2）难免流产（不可避免流产）：在先兆流产基础上，阴道出血增多，腹痛加重，或出现胎膜破裂羊水流出。宫颈口扩张，有时甚至可以看到胎囊堵塞在宫颈口内。

（3）不全流产：难免流产继续发展称为不完全流产。部分妊娠物排出宫腔，部分残留在宫腔内，或者胎儿排出后胎盘滞留或嵌顿在宫颈口，影响子宫收缩，从而导致患者阴道大量出血，甚至休克。

（4）完全流产：有流产的经过，妊娠物全部排出，阴道出血减少至停止，腹痛逐渐消失。

以下几种为特殊的流产：

（1）稽留流产：胎儿在宫内死亡后未能及时排出。典型的表现为有正常的早孕过程，可有阴道出血的症状，只是随着时

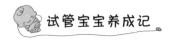
间延长，子宫不再增大，超声检查未见到胎心跳动。

（2）习惯性流产：连续自然流产 3 次及以上。近年来有专家将连续两次流产称为复发性流产。

（3）流产合并感染：血是细菌最好的培养基，因此多见于阴道出血时间长的流产患者，也可发生在不全流产或不洁流产时。常表现为下腹痛、阴道分泌物有恶臭味，严重者可致盆腔腹膜炎、败血症及感染性休克。

5. 流产的处理

根据流产的类型做出相应的处理：

（1）先兆流产：卧床休息，严禁性生活，补充足够的营养。保持情绪稳定，避免精神过度紧张。医生可根据相应的检查情况给予黄体酮口服或肌注保胎，甲状腺功能低下者可口服小剂量甲状腺素片。若阴道出血及腹痛等症状逐渐减轻、消失，超声提示胎儿存活，可继续妊娠。若阴道出血持续或增多，腹痛逐渐加重，超声发现胎儿发育异常，表明流产不可避免，应终止妊娠。

（2）难免流产：应尽早排出胎儿及胎盘组织。可行刮宫术。

（3）不全流产：由于部分组织物残留在宫腔或堵塞在宫颈口，导致子宫大量出血，应急诊就医，行刮宫术，失血多时需要输血治疗。

（4）完全流产：如无感染，可不进行特殊处理。

（5）稽留流产：胎儿死亡未排出宫腔会引起母体凝血机制

改变，严重者会导致大量出血而不易止血。因此若发现胎儿已停止发育应及时行刮宫术。

（6）习惯性流产：染色体异常的夫妇应于怀孕前进行遗传咨询，确定可否妊娠；还可行夫妇血型鉴定及丈夫精液检查。明确女方有无生殖道畸形、肿瘤、宫腔粘连。宫颈内口松弛者妊娠前行宫颈内口修补术，孕期行宫颈内口环扎术。

（7）流产合并感染：治疗原则是迅速控制感染，尽快刮宫清除宫内残留物。

五、肥胖及过度减肥的危害

1.肥胖的危害

撇开肥胖伴随的其他疾病如脂肪肝、心血管疾病等，肥胖患者自然生育的愿望往往很难实现，因为许多肥胖女性的月经是不规律的。月经不规律原因各异，我们的目的就是让她们排卵变得有规律。

首先需要减肥，把体重控制在正常范围内是最好的，但是往往减肥很费精力，也很难成功。我们不赞成过度节食，而是提倡通过运动减肥。每天保证 40 分钟以上有氧运动，心率达 120 ～ 140 次 / 分。

然后会建议患者检查是否存在胰岛素抵抗。跟喝糖抽血查血糖是一样的。空腹，喝糖后 1 小时和 2 小时分别抽血，查胰岛素。如果存在胰岛素抵抗而不加控制，可能发展为糖尿病。

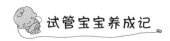

卵巢上也存在胰岛素受体，可能会影响卵子的发育过程。此时，建议口服二甲双胍治疗。

最后，医生会建议患者检查 25- 羟维生素 D 是否缺乏。肥胖患者很可能存在代谢综合征，维生素 D 缺乏导致骨质疏松，需要及时补充维生素 D。

2. 过度减肥的危害

有少数患者过度节食和减肥，导致闭经。这样的教训告诉我们，过度减肥其实危害很大。

脂肪是生殖激素及其他激素的原料，原料不足，激素的合成便会受到影响。除了生殖激素会受影响，人的整个内分泌功能都可能出现紊乱。因此，对于有生育要求或以后有生育要求的患者来说，体重保持在正常范围内就可以，不可过度减肥。

六、女性健康

1. 为什么要定期查体

生殖激素使女性变得美丽、性感，但同时也给女性带来潜在的危险。

我们都听说过子宫肌瘤、卵巢囊肿、宫颈癌、子宫内膜癌、卵巢癌，因为生殖激素的存在，使这些病的发生成为可能。

所以，女性朋友们应该定期查体，监视生殖激素的一举一动，不放过它带来的任何不良反应。

2.女性查体时需要额外做什么检查

除了大家都做的全身各项检查，女性查体时需要额外做什么检查呢？

（1）乳腺超声或钼靶：筛查乳腺癌。如果发现异常，应该及时到乳腺科就诊，进一步明确诊断。

（2）TCT 宫颈癌筛查、HPV 检查：筛查宫颈癌。如果 TCT 提示上皮细胞异常或高危型 HPV 阳性，应该及时复诊，并到阴道镜门诊做进一步检查。

（3）妇科超声：初步检查子宫、卵巢，可以看到子宫、子宫内膜和卵巢的一般情况，可发现卵巢囊肿、内膜回声异常、子宫肌瘤等。如发现异常，应该及时到妇产科就诊。

（4）肿瘤标记物：顾名思义，即为肿瘤的特殊标记。对于围绝经期和绝经后的女性，检查肿瘤标记物，虽然敏感性和特异性一般，但是也能筛查某些疾病。

3.哪些人在怀孕前应该做检查

30 岁以下、没有生育要求的女性，可以不用去检查，等想要宝宝了，1 年内没有怀孕再去检查。对于年龄大的女性，计划怀孕之前最好做些检查，尤其是得过阑尾炎（包括慢性阑尾炎或急性阑尾炎做过手术的）或结核病的，往往输卵管会有不通的情况。月经不规律的，如不按时来或经量及经期不正常、拖得时间较长，一定要先检查一下。高龄女性的月经不正常可能是卵巢功能下降的表现,卵巢功能不好了,医生也很难帮到你。

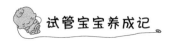
现在女性的绝经年龄普遍提前，三十八九岁围绝经期的女性不在少数，加上现在男性不育的情况比较多，计划生宝宝前应该先检查一下精液常规。夫妻双方及早检查，有问题及早处理。随着年龄的增长，辅助生殖技术成功率也会下降。

怀孕前有宠物接触史的女性应做一些病毒筛查，有无传染性疾病如甲肝、乙肝、艾滋、梅毒等。再查查激素和甲状腺功能，不管甲状腺功能亢进还是甲状腺功能降低，对宝宝的智力发育都有影响。

4. 哪些行为会影响怀孕

（1）不要长期熬夜。女性长期熬夜对卵巢功能的损伤很大，长期的精神压力过大、工作压力过大不仅会伤害身体健康，也会损伤卵巢功能。卵巢功能低下的女性往往是工作繁忙、压力过大的都市女性。

（2）不要长期素食。女性雌二醇的来源是胆固醇，长期素食，雌二醇没有来源，卵巢功能慢慢也会慢慢变弱。

（3）微波炉要少用。有研究用微波炉加热过的水喂小老鼠，发现小老鼠的生育能力比正常小老鼠要差。

（4）做好安全避孕，避免反复人流，生育前不要戴避孕环，紧急避孕药不要当常规避孕药吃。

5. 备孕期健康教育

（1）饮食方面

1）合理营养与平衡膳食，适当进食各种食物：对男性和女性来说，饮食与生育能力密切相关，坚持合理的饮食，不仅能提高受孕的概率，还能提高宝宝的健康质量。在正常饮食的基础上，要结合受孕的生理特点安排饮食。

2）适当多摄入新鲜、时令的蔬菜和水果：①蔬菜水果里含有丰富的维生素，维生素可以维持健康和提高免疫力。若缺乏维生素，女性卵泡的发育和排卵将会受到影响。②维生素中有一类很重要的元素为叶酸，可以有效预防胎儿脑神经血管畸形，孕前孕后3个月均应适当补充。医生会根据患者的治疗情况适时开复合维生素等让患者服用，复合维生素中富含叶酸和各种维生素和矿物质。③蔬菜水果中富含纤维素，有助于促进胃肠蠕动、控制食欲和保持体重。

3）保证充足的优质蛋白：人体离不开蛋白质，蛋白质是构成人体的重要营养元素之一，同时蛋白质还参与内分泌的调节。瘦肉类、奶、蛋、鱼虾类、豆类食物富含优质蛋白，大家每天保证适量摄入就可以了。

4）每天摄入适量干果：建议你从现在开始每天吃少量坚果，大约50g左右。干果不但含有丰富的营养元素，而且将来对胎儿大脑发育有益。

5）杜绝不健康、刺激性食物，注重营养合理和天然食品：①避免食用辛辣食物：如麻辣等食物，一般会影响消化吸收，建议尽量不要吃口味太重的食物。②少吃零食：零食往往含有防腐剂、添加剂、色素等，经常食用会对身体产生不良影响。

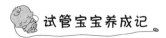

③避免食用腌制食品：腌制品含有亚硝酸盐，亚硝酸盐过量可以导致胚胎畸形，所以建议尽量避免食用。④尽量远离保健品：目前发现，若母亲孕前或孕中食用保健品不合理，将来容易导致宝宝过早发育。

6）男性饮食：男性饮食同样重要。建议适当添加含锌丰富的食物，例如山药、蕃茄、韭菜等绿色蔬菜以及海产品、羊肉等，因其富含可以提高精液质量的物质。

（2）运动方面

适量运动在助孕过程中非常重要。

1）运动的三大功效：①适当运动可促进神经系统和垂体功能的调节，使性激素分泌增加，性激素会促进卵巢、子宫等功能发生变化，不仅能使母体产生优质卵细胞，而且还能为胚胎的生长提供良好基础。②适当合理的运动可以改善心肺功能，强身健体，增强抗病能力，而且有助于胎儿发育，促进血液循环，及时向胎儿输送所需的各种营养元素。同时还可以促进女性炎症的消散。男士运动则可以提高精液质量。③适当运动还可以帮助缓解不良情绪，从而改善心理状态，有助于恢复体力和精力。

2）运动在怀孕过程中的作用：随着科学与医学的进步，越来越多的证据表明，夫妻双方在计划怀孕前的一段时间内，若能进行适宜而有规律的体育锻炼与运动，不仅可以促进女性体内激素的合理调配，确保受孕时女性体内激素的平衡与胚胎的顺利着床，避免怀孕早期发生流产，而且可以促进孕妇体内胎儿的发育和日后宝宝身体的灵活程度，更可以缓解孕妇分娩时的痛苦。

3）运动方式的选择：①根据自身身体状况和以往运动强度选择自己喜爱的、可以方便进行的运动方式，选择自己体力可以承受的运动项目，避免选择让自己过度劳累、强度过大的运动项目。②运动无处不在，要把握点滴可以运动的机会，例如减少乘坐电梯的次数，尽量将乘车的过程转化为步行，休闲时间尽可能多做些伸展动作，这些都是不错的运动方式。③运动一定要因人而异，一般情况下，坚持每天30～60分钟运动量就可以了，一定要持之以恒才能有效，每次运动感觉微微出汗即可，不要影响正常的生活和工作，无须剧烈运动。

（3）纠正不良生活习惯

1）远离桑拿、小动物、辐射和有害物质：桑拿的高温会损伤精子；宠物身上经常会存在各种病菌难以清除，这些都增加了流产的概率；电脑等都有辐射，尽量保持距离或者使用一段时间后离开一下；汽车尾气中的一氧化氮会损伤精子；烫发、染发所用的药水以及指甲油中都含有有害化学成分，会对胚胎产生危害。

2）戒酒戒烟：①长期饮酒可以降低精液质量，并可以增加畸形精子产生的比例。现在有一类胎儿出生后智力低下，又名酒精儿，据研究和父母长期饮酒有很大的关系。美国知名医

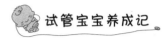

学刊物报道，男性和女性大量饮酒均会降低怀孕成功率，并能增加流产的风险。②长期吸烟会严重影响精子活力，而且烟中含有的有害物质会造成子宫小血管收缩，受精卵着床受阻，引发不孕。请吸烟的人们早早戒烟，准妈妈更应远离吸烟人群。

3）避免长期服药：长期服药的患者请在就诊时告诉医生，医生会根据你的情况提供建议。

4）合理作息，工作减压：尽量缓解工作方面的压力，打造轻松的工作态度。工作时间尽量不要超过8小时，避免夜班，如果疲劳就立刻休息，若工作需要长时间保持一个姿势，可以经常变动姿势来放松。

5）男性避免久坐或久站，避免穿紧身内裤：因为这些都不利于血液循环，会对精液质量造成一定影响。

（4）保持良好、积极乐观的心态

第二章　高龄妇女健康知识

1. 高育龄妇女如何保护卵巢功能

当我们还是胎儿，在妈妈的肚子里 16 ～ 20 周的时候，我们双侧卵巢共有 600 万～ 700 万个生殖细胞；出生时约剩 200 万个，至青春期只剩约 30 万个。然而女性一生中只有 400 ～ 500 个卵泡发育成熟并排卵，仅占总数的 0.1%。

随着社会文明的发展，生活环境和生活方式的改变，精神压力的增大，越来越多的女性提前绝经，甚至出现卵巢早衰。卵巢早衰是指 40 岁之前卵巢功能衰竭。当她们终于停下事业奋斗的脚步，想成为妈妈时，机会和希望却变得渺小，要一个健康可爱的宝宝如此可望而不可即。

文献报道，35 岁以上的妇女自然妊娠率大大降低，主要原因是她们的卵巢功能低下、排卵不规律并且卵子质量明显下降。因为随着年龄的增长，卵子发生染色体异常的概率大大增加，高龄女性不仅不容易怀孕，而且妊娠后容易因为胎儿染色体异常而造成胚胎停育。

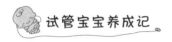

卵巢功能如此重要，那么如何保护女性的卵巢功能？

首先，应该从生活习惯上改变。良好的睡眠和休息非常重要。如果长期熬夜，女性内分泌会发生紊乱，表现为月经紊乱、脸上长斑或长痘、情绪波动等。卵巢本来就是一种腺体，能分泌激素，随着内分泌的失调，卵巢也会出现分泌紊乱。同样，健康的饮食和愉悦的心情，也有助于女性体内激素的平衡和调节，让卵巢充分正常地发挥它的作用。过大的压力也会影响神经内分泌系统，引起月经失调而不易怀孕，同样造成卵巢功能过早衰退。

其次，某些药物会影响卵巢功能。如紧急避孕药或不规律服用短效口服避孕药。紧急避孕药是抗孕激素制剂或强效孕激素制剂，如果反复使用会打乱卵巢的正常内分泌功能；短效口服避孕药如果不遵医嘱随意服用，可能导致相同的结果。还有一些用于治疗乳腺癌的药物，也对卵巢功能有影响。

再次，避免卵巢手术。卵巢手术如卵巢打孔术、卵巢巧克力囊肿剥除术、卵巢畸胎瘤剔除术等，不仅要去除部分卵巢组织，还会影响对卵巢的血供。因此，对于有生育要求的女性，不到万不得已，不要急于进行卵巢手术治疗。

最后，适龄生育，避免高龄生育。一方面，在女性卵巢功能最佳的时候生育宝宝，对母婴都是有好处的，母亲身体处于最佳状态，卵子的质量也最好，宝宝也能得到身心上最健全的保障。另一方面，这也是女性卵巢生殖功能价值的体现和保存，后代得到了健康的基因。女性在怀胎十月，少来了十次月经，少排了十次卵，绝经期会往后推迟。

卵巢功能的保护要趁早，不要等到年龄大了、卵巢功能已经低下的时候才后悔。只要拥有了健康的卵巢，自然就女人味十足，就不再需要各种化妆品来修饰出美丽容颜。

2. 高育龄妇女的生育风险

一般超过 35 岁的孕产妇即为高龄孕产妇。高龄孕产妇与年轻的孕产妇相比，有更高的妊娠风险。

高龄孕产妇孕早期出现自然流产、胚胎停育的风险更高，这主要与卵子和胚胎的质量相关。因为随着年龄的增长，卵子发生染色体异常的概率大大增加，高龄女性不仅不容易怀孕，而且妊娠后容易因为胎儿染色体异常而胚胎停育。

所谓唐筛是指在产前对唐氏综合征胎儿进行检查筛选。正常人的染色体核型男为 46，XY；女为 46，XX，而唐氏综合征胎儿比正常人多了 1 条 21 号染色体，即核型中有 3 条 21 号染色体，因此唐氏综合征又称为 21- 三体综合征。这是最常见的染色体非整倍体疾病，出生的新生儿将面临智力发育障碍、生长发育障碍。故孕期进行筛查，如果唐筛为高危，需要行羊水穿刺确诊。有研究调查显示高龄孕产妇唐筛高风险阳性率为 34.49%，明显高于年龄低于 35 岁的阳性风险率，后者为 6.42%。产科医生会建议高龄孕妇做羊水穿刺以确诊。对行羊水穿刺后确诊为唐氏综合征的胎儿，医生会建议孕妇引产，避免今后的不幸。

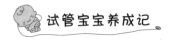

另外，高龄孕产妇在妊娠期高血压疾病、妊娠期糖尿病、胎儿宫内生长受限、肝内胆汁淤积等疾病的发生率也较高。妊娠期高血压、子痫前期、子痫是妊娠期特有的疾病，常常出现在怀孕 20 周以后。孕妇年龄大于 35 岁、多胎妊娠、高血压家族史、慢性高血压、糖尿病、肥胖等都是其高危因素。它的危害都源于它的病理基础即全身小动脉痉挛，于胎儿于母亲都是非常可怕的。临床上常表现为怀孕 20 周之后出现高血压、水肿和蛋白尿，如果不加控制可能发展为昏迷和抽搐、胎死宫内。可见孕妇们产检测量血压、查尿常规的重要性，常规进行孕前检查能较快发现妊娠期高血压疾病，孕妇也要积极配合产科医生进行相应治疗，阻止病情恶化。

妊娠期糖尿病包括怀孕前已经有糖尿病的患者和妊娠后才发现的糖尿病。妊娠期糖尿病患者自然流产发生率增加，为 25%～30%，容易并发妊娠期高血压和羊水过多。同时，巨大儿（体重超过 4kg）、早产（小于 37 周出生）、胎儿宫内生长受限（生长发育落后于孕周）、胎儿畸形等发生率高于非糖尿病孕妇，母婴不良结局的发生率更高。

高龄孕产妇在生产过程中，往往容易出现体力不支，产程延长、宫缩乏力，进而导致胎儿分娩过程中出现不好的结局。产后出血、围生儿死亡率和晚期流产率也均高于适龄孕产妇。

高龄孕产妇属于高危妊娠，容易发生比适龄孕产妇更多的并发症。我们提倡适龄生产，避免高龄生产，以减少不必要的孕产妇死亡和新生儿死亡。

3. 对于有生育要求的高龄妇女，辅助生殖技术是一个不可替代的角色

辅助生殖技术（assisted reproductive technology，ART）在不孕症的治疗中发挥了重要的作用，成就了千万个家庭的圆满与幸福。尤其对有生育要求的高龄妇女，ART 是一个不可替代的角色。

高龄女性，往往卵巢反应低下，她们排卵不正常或所排卵子质量欠佳。随着年龄增加，自身也会存在一些不利于妊娠的情况，如有过流产史或盆腹腔手术史（可能引起输卵管不通畅），以及卵巢手术史（卵巢功能可能提前衰竭）；配偶有少弱精子症；自己患糖尿病、自身免疫性疾病、高血压或子宫内膜粘连等。她们生育要求很强烈，卵巢功能随时间衰弱，一刻都不能等，此时，ART 就成为一门赐予不孕夫妇新的希望的艺术。首都医科大学附属北京朝阳医院生殖中心有专门为高龄卵巢低反应患者制定的一套治疗方案，并获得了较满意的妊娠率。

卵巢功能低下往往是因为卵泡和颗粒细胞数目减少且功能下降，不能合成足够的激素。雄激素作为雌二醇和孕激素的原料，如果体内供给不足，雌孕激素合成和分泌便会减少，即表现为卵巢功能的衰退，所以我们会补充其所需的原料——脱氢表雄酮（DHEA）。

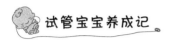

卵巢处于疲惫状态，可能已经不按正常的运作方式工作，可以使用人工周期帮助它恢复。人工周期是模拟正常的月经周期的激素变化，使用雌孕激素进行替代治疗的方法，可以对垂体和下丘脑进行正负反馈调节，对卵巢功能的恢复有一定的帮助。

卵巢功能下降时，激素分泌异常，依靠雌孕激素而改变的子宫内膜，多多少少会受到一定的影响而不适合妊娠，此时，医生会在进入试管婴儿周期之前使用药物治疗子宫内膜，让它重新成为温暖的适合孵育的土地。

除了临床治疗上的充分准备，在胚胎实验室，医生也为这部分患者做了一些特殊的处理。胚胎要在培养液中形成和发育，根据高龄妇女卵子的特点，医生会添加某些因子，能够为胚胎发育提供更好的营养条件，从而促进胚胎的正常发育。

首都医科大学附属北京朝阳医院生殖中心针对高龄患者的这一系列治疗方法获得了良好的临床妊娠率，为很多疑难病患者带来了福音，解决了她们的生育问题。医生现在仍然在继续完善治疗方法，以期进一步提高临床妊娠率，更好地满足患者的要求。

第三章　孕前健康知识

一、激素

1. 生殖激素六项

（1）为什么要查生殖激素六项

生殖激素六项也称基础内分泌，可以反映月经周期各个阶段卵巢的情况，比如月经见血第 2 ～ 4 天的激素，反映卵巢的储备功能；排卵前的激素水平反映卵子的质量；排卵后的激素反映黄体的功能，由此便能得知卵巢的状态。

（2）生殖激素六项如何反映卵巢储备功能

最常见的是查月经见血第 2 ～ 4 天的生殖激素六项。

育龄期的女性，卵巢功能是比较好的，那么生殖激素六项表现如何呢?

①促卵泡成熟激素（FSH）< 10mIU/ml。②促卵泡成熟素 / 促黄体生成激素（FSH/LH）比值为 1 ～ 2。③雌二醇（E_2）为 20 ～ 50pg/ml。④泌乳素（PRL）低于 25ng/ml，最好是低于 20ng/ml。⑤孕酮（P）< 1ng/ml。⑥睾酮（T）< 0.75ng/ml（或

31

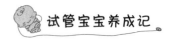

参考值的正常值高限，每个医院不一样）。

有些女性认为雌二醇和孕酮很低为不正常，其实基础状态下的激素本就应该低，高了才不正常。

（3）几种异常的生殖激素

① FSH ＞ 10mIU/ml 或 FSH/LH ＞ 3，提示卵巢功能下降。② FSH/LH ＜ 1，预示有可能排卵不规律。③两次 PRL ＞ 25ng/ml，提示高泌乳素血症。④睾酮（T）大于正常值高限，提示高雄激素血症；T 接近正常值低限，提示卵巢功能下降。

（4）排卵前查雌二醇（E₂）、促黄体生成素（LH）和孕酮（P）的原因

自然周期中，卵泡成熟即将排出时，LH 会急剧上升，几十不等，存在个体差异。而 E₂ 也达到高峰，每个卵泡分泌的 E₂ 为 200 ～ 300pg/ml，P 在 1ng/ml 左右。我们从这三个激素便可大致判断卵泡的质量是不是好，体内激素是否足够让卵泡排出，子宫内膜分型是不是开始转换了。

（5）排卵后 7 天查孕酮的原因

排卵后，剩余的卵泡部分（主要是颗粒细胞等）在卵巢的部分形成黄体，分泌孕酮，如果没有怀孕，黄体的寿命为 12 ～ 16 天，平均为 14 天，在排卵后第 7 天其功能最强，所以检查孕酮可以用于判断黄体的功能。如果怀孕了，月经黄体会转变为妊娠黄体，持续分泌孕酮支持胚胎生长发育，直至孕 12 周左右胎盘完全形成取代它的功能。

（6）生殖激素与试管婴儿

试管婴儿促排卵过程中经常检查生殖激素，旨在通过生殖激素判断体内腺体的功能，结合卵泡生长情况，以指导用药。有时候生殖激素的值与参考值比较，发现低了很多，或高了很多，都没有关系，这是用药的原因，都只是暂时的，所以不要太担心。

总之，生殖激素六项并不是简单地看其参考值，而是要结合月经周期、卵泡情况及内膜情况，以辅助诊断和治疗。而其中的乐趣和奥秘，是生殖科大夫最能体会的！

2. 高泌乳素与怀孕

宝宝出生后需要哺乳，持续几个月到两年不等，而这段时间，其实母亲的泌乳素是高于正常值的。为什么呢？因为哺乳的时候刺激乳头，进而刺激神经内分泌系统，导致垂体的泌乳素升高。对于母亲来说，此时泌乳素轻度升高是正常的，而且因为泌乳素的升高，月经迟迟未能来潮。

同样的，在没有生育的女性中，有大部分泌乳素升高的女性也会出现停经或是月经不规律的情况。究其原因，高泌乳素血症会抑制卵泡的正常生长发育，导致女性排卵不规律或无排卵，从而出现月经失调。

正常情况下，女性血清泌乳素水平低于 25ng/ml（应该在上午 10 点安静状态下采血）。如果两次检测血清泌乳素水平高于 25ng/ml，就可以诊断为高泌乳素血症。

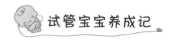

其他原因如垂体肿瘤或垂体其他病变、甲状腺功能减退、服用某些精神疾病治疗药物等都可能引起泌乳素的升高。这些情况需要通过询问详细的病史及辅助检查才能发现。

高泌乳素血症的临床表现：

（1）月经失调

有患者咨询生育问题的时候常会说到，她原来月经很规律，就是想生宝宝以来这个几个月月经反而不正常了，总是往后推。我问她是不是太紧张了，她说确实有点紧张，总想着这件事儿。此时，医生会建议她放轻松，把注意力从生育这件事转移到工作生活上。

也有患者说原本月经很正常，突然没有原因就不规律了，再问问她最近工作忙不忙、是不是经常熬夜或是心情有没有大的变化。她们通常会很吃惊，工作压力增大、熬夜和心情起伏大原来也会影响月经，当她们接受医生的建议，规律作息、好好休息并保持好的心情之后，月经就恢复正常了。

（2）除了月经失调，高泌乳素血症的其他表现

月经失调的实质是排卵不规律，排卵不规律还会表现为不容易怀孕，或怀孕后出现自然流产或胚胎停育的概率增加。长期不排卵，雌二醇下降，可能出现低雌二醇症状如潮热、阴道干涩、性功能低下等。如果存在垂体瘤，则可能压迫视神经导致视野缺失、颅内压增加导致头痛等。

这些症状不是高泌乳素特有的，但是如果你有上述症状及

可能存在的病因，则需要尽快就诊了。

3. 甲状腺功能为何如此重要

（1）甲状腺功能指什么

甲状腺位于颈部甲状软骨下方，是非常重要的腺体。

甲状腺功能通过检测血清中游离甲状腺激素 T_3 和 T_4（FT_3 和 FT_4）、促甲状腺激素（TSH）这几个激素来反映，有时候还要检查相关抗体。别小看这几个激素，它调节着身体及神经的发育。

（2）甲状腺功能异常有什么影响呢

跟下丘脑 - 垂体 - 卵巢轴类似，有一种激素叫促甲状腺素，由垂体分泌，作用于甲状腺，进而促使甲状腺分泌 T_3 和 T_4。垂体也受下丘脑的调控，可见下丘脑和垂体，以及卵巢和甲状腺有了密不可分的关系，即有同样的上司。

甲状腺功能异常表现为甲状腺功能亢进和甲状腺功能减低，可以通过检测 TSH、FT_3、FT_4 等激素来反映。

育龄期女性甲状腺功能异常会导致月经的异常，出现月经量的增多或减少。

甲状腺还会影响胎儿及新生儿的身体发育和神经系统的发育；如果甲状腺功能异常，可能会使产妇产下低体重、低智商的宝宝。

（3）甲状腺功能异常怎么办

如果发现甲状腺功能异常，应该及时就诊内分泌科进行治

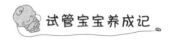

疗，并定期抽血检查和监测，调整药物。

特别是如果你有生育要求，医生会建议您把 TSH 控制在 2.5 mIU/ml 以下。怀孕后在产科建档，产科大夫也会给出同样的建议。

甲状腺功能低下时 TSH 会升高，需要补充 T_3 和 T_4；甲状腺功能亢进时 TSH 会降低，需要药物抑制 T_3 和 T_4 的合成和分泌。

二、排卵

1. 如何确定排卵期

我们可以通过什么方式来了解自己有没有排卵呢？我们从最原始的方法开始介绍。

正常的月经周期是 21 ~ 35 天，平均 28 天。如果你的月经周期一直在 28 天左右一个很稳定的时间，那么恭喜你，你一年中有大概 10 次以上都是有正常排卵的。对于月经规律的你来说，黄体的寿命是 12 ~ 16 天，平均是 14 天，那么排卵期就是月经周期减 14 天左右。举个例子，一位女性月经周期是 30 天，那么她的排卵期大约是月经的第 16 天，即 30 减 14 天。但是，如果你的月经不规律，这个方法就不适用了。

除了依靠规律的月经周期，排卵后体内的孕酮会让女性的体温稍微升高 0.5℃ 左右。每天起床就用口表体温计测体温，并将体温数据记录下来，从经期第 3 天到下一次月经，把它们连成线，排卵后的体温会较前升高 0.5℃ 且持续至下次月经来潮前，排卵后的曲线总体趋势也比排卵期升高。缺点是这个方法相对滞后，等发现体温升高了，卵子已经排出。测体温的方法也不是很准确，影响因素很多，而且排卵前后体温变化并不特别明显。

近年来，市场上有很多尿促黄体生成素试纸出售，患者可依据其说明书从月经干净开始每天连续测尿 LH，发现强阳性再同房。它的原理是，排卵前体内 LH 会急剧升高，所以表现在尿里的 LH 也升高，可以通过试纸测出来。但也不是绝对有用，对于一部分卵泡期很长的患者来说，可能没法测到峰值。而对于基础 LH 本来就高的多囊卵巢综合征患者来说，可能试纸一直都是阳性。

最可靠的还是经阴道卵泡监测，适用于所有有生育要求的女性。通过超声可以直观地看到卵泡的多少和大小。

监测卵泡是一个间断又连续的过程。我们知道卵泡期是卵泡生长的阶段，经阴道超声监测就是观察这个阶段的卵泡，要隔三岔五地来门诊，一个月经周期要来 4～5 次。月经相对规律的患者可以在月经周期的第 8～12 天做第 1 次，每一次监测完卵泡，根据内膜和卵泡大小，医生会告诉您下次复诊的时间，如果内膜落后于卵泡生长，医生也会及时为患者加上长内膜的雌二醇。

也许你会问，每一次监测多长时间？做一次卵泡监测只要

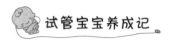

几分钟。躺在超声机旁边的检查床上，医生通过控制超声探头找到子宫和卵巢，测量子宫内膜和卵泡大小。如果发现子宫内膜的异常、卵巢的异常会及时记载，向你交代病情，并会给出一些治疗建议。

卵泡长大到 16mm 以上，医生会配合测尿液 LH 以辅助预测排卵时间。无阳性，说明这两天排卵的可能性小；如果呈阳性，说明可能会排卵。但是小于 18mm 的卵泡排掉了，这种情况是小卵泡排卵，可能卵子的质量不好，也可能是偶然，也可能每次都是小卵泡排卵。遇到这种情况，医生会建议患者考虑再次监测或促排卵治疗。

对月经十分不正常的患者，医生会先找到病因，对因治疗后恢复排卵再做卵泡监测；而对于很顽固的多囊卵巢综合征患者，虽然服用了几个月达英 -35，但是停药后月经就不正常，医生会建议患者直接进行促排卵治疗。

为什么不能建议多囊卵巢综合征的患者进行促排卵治疗呢？因为她们体内的 LH 通常特别高，使用促排药不敏感，所以必须先把 LH 降下来再促排卵。如果同时还伴随高雄激素血症或高泌乳素血症，也会影响卵泡的生长发育，故在促排卵之前先要把不平衡的激素纠正到正常水平。

促排卵治疗是通过口服或注射促排卵药使卵巢生长发育，其对象是排卵不规律的患者或是卵巢功能下降的患者。对于排卵正常的患者则不使用。这些药物会调节体内的激素，它们本身就是激素，卵泡在这些激素的作用下，可能脱离了原来自然的生长轨迹，出现多个卵泡同时生长成熟。这个过程是使本次月经周期中原本要闭锁不长的卵泡重新生长，而不是提前消耗以后月经周期的卵泡，所以不会加速绝经的到来。当大于等于3个卵泡成熟时，我们建议你放弃监测或不同房，以避免出现不良后果，如多胎妊娠、卵巢过度刺激综合征等。

当卵泡成熟，尿液 LH 强阳性，医生会告诉你连续同房 2 日或隔日同房。同时这天，如果您是第 1 次监测，医生会建议你抽血查雌二醇和促黄体生成素，以协助判断卵泡的质量。正常情况下，成熟卵泡的雌二醇可以到达 250pg/ml，促黄体生成素可以达到几十不等。也有医生在确定排卵后的第 7 天建议患者抽血查雌二醇和孕酮，那时候的这两个激素可以很好地反映黄体功能，进而推测卵子的质量。

同房之后还要做一次监测确认之前看到的成熟卵泡已经排掉，以保证此周期同房的有效性。有极少患者同房后，回来监测发现卵泡不破。医生会在下一次监测周期注射 HCG，俗称破卵针，帮助卵泡破裂让卵子排出。如果打破卵针超过两次，卵泡也不破，就需要依靠试管婴儿细针穿刺取卵治疗。

如果你顺利排卵，同房后两周如果不来月经可以查一查是否怀孕了。如果你进行促排卵治疗了，为了保证胚胎种植的顺利进行，医生会建议你口服黄体酮增加黄体支持。

由此看来，经阴道卵泡监测是非常准确的诊断和治疗手段。

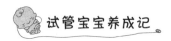

为了保证监测的有效性，需要男方先检查精液常规。只有在精液常规的结果正常的情况下才会让女性监测排卵；否则即使卵泡生长成熟排出都很好，如果精子数量太少或活力太弱，不能顺利与卵子相遇，也不可能怀孕。

连续监测 6 个月经周期，发现卵泡生长排出都没有问题，精子也正常，此时要充分想到输卵管是不是有问题。应该尽快做输卵管的造影明确诊断，再决定下一步治疗。

对于需要进行促排卵治疗的患者，如果发生反复促排卵失败，则考虑试管婴儿，使用纯度高的药物促排卵。

2. 自然妊娠与促排卵

某女明星生下双胎，引来大家的羡慕，并获得大家的祝福。有传闻说其承认自己婚后 3 年没有怀孕，是通过促排卵才成功怀孕的。那么，自然受孕与促排卵到底是怎么回事呢？

正常的夫妻，性生活正常，1 年内的怀孕成功率为 90%。一个正常的月经周期为 28 天，包括月经期、卵泡期和黄体期。在上一个月经周期的黄体晚期，有一批卵泡就已经开始生长，一直到卵泡期。在月经周期的第 7 天，因为体内激素的作用，这一批卵泡中只有 1 个卵泡最终能继续生长，其他的卵泡都会闭锁，至月经周期的第 11 ～ 13 天，这个卵泡能长大到 18mm，即到了排卵前的状态。这时候，促黄体生成素的激素会达到峰值，它预示着卵泡的破裂、卵子的排出。在自然周期监测排卵的过程中，可以通过尿 LH 试纸来判断是否即将排卵。

如果尿LH试纸阳性便同房，同房后，卵子和精子在输卵管相遇，形成受精卵，再经输卵管进入子宫腔内种植。如果这个月到了该来月经的时候没有来月经，就可以抽血查HCG判断是否怀孕。

然而，有时候因为各种原因，卵泡的生长发育并不那么顺利。有女性卵泡提前募集和选择，表现为月经周期时间变短；有的女性卵泡长不到18mm就排出了；也有的女性月经周期没有卵泡生长发育，即无排卵。这个时候需要考虑使用药物帮助卵泡正常地生长发育。

在促排卵过程中，常用的促排卵药有氯米芬和来曲唑，它们促排卵的机制不一样，但是殊途同归，都是通过调整体内激素，使原本将要异常生长的卵泡，正常地被募集、选择，进入正常的生长发育轨道并成熟。因为每个人对药物的敏感性不一样，并存在个体差异，有一部分女性在促排后会长出2个或2个以上的卵泡，但这并不是提前消耗以后用的卵泡。前面提到，正常情况下，每个周期会有1批卵泡募集，但是最终却只有1个卵泡成熟，其他的卵泡则闭锁。在促排卵过程中，只是将原本会闭锁的卵泡充分利用起来，不让它们闭锁，让它们都进入生长发育的轨道并成熟。所以，促排卵不会导致卵巢提前衰竭。

这位女星就很幸运，卵巢同时有两个卵泡成熟，于是怀上了双胞胎。再次祝福这位幸福的妈妈！

3. 辅助生殖与促排卵

世界卫生组织提出"不孕症、心血管疾病和肿瘤已经并列

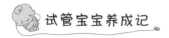

成为当今影响人类生活和健康的三大疾病"。不孕症的发病率逐年升高，辅助生殖技术在不孕症的治疗中发挥了重要的作用，主要的手段有人工授精和试管婴儿。人工授精是指将男方精子处理之后在女方排卵期注射到阴道或子宫腔内。试管婴儿则是将女方卵子和男方精子都取出来，在培养皿中受精，形成胚胎后再放回到女方的子宫腔内。

人工授精主要用于治疗男方轻度少弱畸形精子症或性功能障碍，前提是女方输卵管通畅，否则无法用此方法治疗。首都医科大学附属北京朝阳医院生殖中心可以进行供精人工授精，基本上跟夫精人工授精一样，唯一的不同，使用的精子是来自精子库的解冻后的精子。在治疗过程中，女方需进行排卵监测，如果不能正常排卵，此时需要使用口服促排卵药帮助患者进行排卵。也就是说，人工授精是否需要促排卵，这是由女方是否能正常排卵决定的。

试管婴儿是"体外受精-胚胎移植"的俗称，适应证有女方双侧输卵管梗阻、子宫内膜异位症、男方重度少弱精子症、排卵障碍等。试管婴儿的促排卵使用的药物大都是纯度很高、剂量很大的促性腺激素，目的是保证获得一定数量的卵子。国外研究者发现，在一定范围内成功率与获卵数成正比，通过总结首都医科大学附属北京朝阳医院生殖中心的数据，发现获得合适数量的卵子，成功率能达 60% ～ 70%；但获卵数超过一定数量，成功率却没有上升、反而会带来一些并发症，如卵巢过度刺激综合征、肿瘤的提前发生等。

普通排卵监测的促排周期不需要、也应该避免获得很多卵子，最理想的是得到 1 ～ 2 个卵子。目前 35 岁之下患者可以移植两枚胚胎，35 岁及以上患者可以移植三枚胚胎，但同时多胎妊娠的风险也大大增加。此时，也有很多人会关心婴儿的健康问题。已有文献报道，辅助生殖技术出生的婴儿，发生畸形的概率不高于自然受孕。

4. 如何看待促排卵

某女星作为公众人物，通过促排卵生了双胎。这也许会让很多人争相去促排卵怀孕，这种做法到底是否正确呢？

前面已谈及促排卵的大概机制和意义。现在来说说促排卵的风险。

如果在促排卵的过程中同时有两个卵泡生长并成熟，男方的精液常规若正常，在合适的时机同房，就有怀双胎的机会。但是有时候事情并不按预期发展，如果促出超过 2 个卵泡，此时不建议患者同房，因为有可能发生卵巢过度刺激综合征和多胎妊娠。

卵巢过度刺激综合征是一种人体对促排卵药物产生的过度反应，以双侧卵巢多个卵泡发育、卵巢增大、毛细血管通透性异常、急性体液和蛋白外渗进入人体第三间隙为特征而引起一系列临床症状的并发症。常见的症状如腹胀、少尿、呼吸困难等。虽然发生率低，但是一旦发生危险性较大，如果发现和处

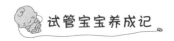

理不及时，甚至可危及生命。

多胎妊娠的母婴并发症发生率明显升高，如妊娠期高血压、妊娠期糖尿病、宫缩乏力、产后出血、流产、早产、胎儿宫内生长受限、胎死宫内、新生儿窒息等。新生儿围生期死亡率，双胎妊娠比单胎妊娠高 3 倍，三胎妊娠比单胎妊娠高 5 倍。

所以，促排卵并不适用于所有人。排卵正常的女性使用促排卵药物反而会使体内激素异常，卵泡过度生长发育。排卵有问题的患者，医生会根据她们的具体情况酌情使用促排卵药物治疗。而且，使用促排卵药物后必须遵医嘱定期来门诊行超声监测指导治疗，同时不可擅自使用该类药物。有时候患者可能不理解，我们便会耐心跟她们解释。因为作为医生，我们不仅仅希望患者能获得妊娠，更重要的是获得健康的妊娠和健康的新生儿。

5. 受精卵发育过程

卵子与精子相遇后，精卵结合成受精卵。可以说，受精卵的形成是新生命诞生过程中突破性的一大步，接下来受精卵将以新的生命形式进入其发育阶段，那么这个过程具体是什么样的呢？让我们一起来探索生命最初的秘密。

受精后第 1 天，受精卵细胞核中来自于精子与卵子中的遗传物质（即染色体 DNA）发生融合、重排（图 3-1），此时的受精卵处于原核状态，DNA 在原核内进行复制，为细胞的分裂做准备。

受精后第2～4天，细胞分裂成两个细胞，形成2细胞胚胎，之后以指数方式增长，依次经历4细胞、8细胞、桑葚胚的发育过程，整个过程中胚胎细胞始终包裹在透明带中（图3-1）。

受精后第5天，胚胎发育并分化成外层的滋养层细胞和内层的内细胞团的囊胚（图3-1），滋养层将在着床后形成滋养层细胞，与取得母体营养有关，内细胞团经过增殖及分化过程，将发育成新的生命个体。此时透明带开始变薄，最终透明带出现缺口，胚胎滋养层细胞包裹着囊腔，内细胞团孵出。

至受精后6～7天，透明带消失，囊胚着床于子宫内膜。此时，小宝贝为自己找了个温暖的家，在母体子宫内安营扎寨，健康成长。

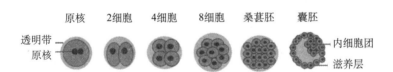

图3-1 生命最初的秘密

三、卵巢

1. 多囊卵巢综合征

（1）多囊卵巢综合征的诊断

很多患者提供自己的检查报告，询问她们自己是不是"多囊"？

"多囊"有两个意思，一种是指多囊卵巢综合征，满足以

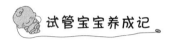

下三个诊断标准中的两个：①月经异常。②超声提示卵巢多囊样改变（单侧或双侧卵巢小卵泡数大于 12 个）。③血液中雄激素高于正常，或临床有高雄激素表现如多毛、痤疮等，需排除其他引起雄激素高的疾病如肾上腺疾病或卵巢肿瘤等。

还有一种就是超声提示卵巢多囊样改变，而月经和雄激素都是正常的，这类患者要警惕病情进展，最后发展成为多囊卵巢综合征。

而我们指的"多囊"患者通常指多囊卵巢综合征患者。多囊卵巢综合征目前没有办法根治，只能通过药物控制其发展。如果不加控制，它也会带来其他的疾病，如代谢相关疾病：高脂、高糖、胰岛素抵抗、骨质疏松等。

（2）如何治疗多囊卵巢综合征

首先改变生活方式，少糖、少油、多运动，减体重，把体重控制在正常范围。如果要减肥，除了适当节食，应该通过有氧运动来实现。心率达到 120 ～ 140 次 / 分，每天持续进行40 ～ 50 分钟。

然后，调整生殖激素，恢复正常排卵。一般通过口服避孕药如达英 -35、妈富隆等调整激素，如果合并高泌乳素血症，还加上溴隐亭等降泌乳素药物。

对于有生育要求的患者，激素调整至正常以后，停用妈富隆（溴隐亭不能停，遵医嘱），有部分患者在停药后 1 ～ 2 个月可以自行恢复正常的排卵，此时可以同房试孕；有部分患者停药后仍无排卵，可以尝试促排卵周期的卵泡监测指导同房，男方同时要检查精液常规。

如果没有生育要求，可以长期间断口服避孕药，如吃3个月，停3个月，再吃3个月如此循环，保证每1～2个月来1次月经。如果长期不来月经或月经很不规律，子宫内膜容易出现病变。

最后，还要进行生化全项、胰岛素抵抗等代谢相关检查，但是并非不重要，如果存在代谢相关疾病也要积极治疗，以保持体内良好的适宜怀孕的内环境。

（3）有生育要求的多囊卵巢综合征患者在促排卵过程中容易发生的问题

多囊卵巢综合征患者在促排卵过程中，容易发生以下几种情况：

①反复促排卵，但是没有卵泡生长。如果发生6次这种情况，建议直接考虑试管婴儿治疗。

②促排卵的过程中，出现超过3个卵泡成熟。这时候，发生过度刺激的风险和多胎妊娠的风险比较大，医生一般会告知你风险，并建议取消同房，下次再调整药物剂量。可能比较难以调整到一个合适的量；多次出现这种情况可以考虑穿刺多余的卵泡，留下两个卵泡或者直接改做试管婴儿治疗。

③有卵泡发育，且能排出，但是不怀孕。这时候，除了看男方精液常规之外，还要看患者既往病史。如果存在可能导致输卵管不通畅的病史，建议做输卵管造影以明确输卵管的情况。

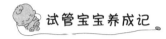

试管宝宝养成记

④进行试管婴儿治疗可能出现的风险。多囊卵巢综合征患者卵巢储备好，试管婴儿促排卵过程中往往容易出现卵巢过度刺激综合征，表现为腹水、胸水、少尿、血栓形成等，甚至可危及生命。在促排过程中，医生会严密监测，调整用药量，为了避免不良后果，会建议患者进行全胚胎冷冻，取消新鲜周期的移植，同时叮嘱患者高蛋白饮食等。

2. 卵巢早衰

卵巢早衰就是卵巢老的比人快了（图 3-2）。卵巢早衰＝绝经＋小于 40 岁＋潮热多汗、面部潮红、性欲低下、FSH ＞ 40mIU/ml。

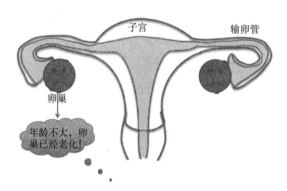

图 3-2　卵巢早衰

（1）卵巢早衰的表现

①正常女性绝经通常发生在 50 ～ 52 岁，若过早发生，则

值得警惕。

②潮热多汗、面部潮红、性欲低下：都是雌二醇低惹的祸，也就是俗话说的"更年期症状"。

③两次（间隔 1 个月以上）检测 FSH ＞ 40mIU/ml：需要去医院检查激素水平时才可得知。

除了上述这些特点外，卵巢早衰还可因缺乏雌二醇有如下表现：月经周期紊乱，不孕，萎缩性阴道炎，尿频、尿痛等尿道炎症状。

（2）卵巢早衰的病因

说到这里你一定会问，为什么卵巢早衰会有这些表现呢？这就要说到卵巢早衰的病因了。卵巢早衰的病因非常复杂，且目前很多都是未知的，已知因素主要是遗传与免疫两个方面，另外还有卵巢相关手术、肿瘤放化疗损伤、病毒感染。

你需要知道两点：①卵巢早衰是多因素共同作用引起的。②绝大多数患者卵巢早衰的病因不是很明确。最终结果就是：卵巢内的卵泡储备减少了。

（3）卵巢早衰需要做的检查

如果出现了闭经、月经紊乱，潮热多汗、面部潮红、性欲低下等典型症状，那么就需要医生来帮忙了。通常确诊卵巢早衰需要做的检查有阴道 B 超检查和血激素水平。

①阴道 B 超检查：医生可能会告诉你，你的子宫和卵巢偏小或卵巢里可以观察到的小卵泡很少，这都是卵巢功能减退

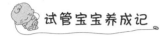

影响到卵泡的结果。

②血激素水平：促卵泡素（FSH）是血液生殖激素的一种，有维持卵巢功能的作用。卵巢早衰的患者血 FSH 通常持续在 40 mIU/ml 以上，雌二醇（E_2）常低于 100pmol/L。

（4）卵巢早衰的治疗

当你在医院的检查结果证实了患有卵巢早衰后，不要紧张，请依从医生的指导，尽早治疗。

医生开具的处方通常包括如下内容。

1）药物：①雌孕激素替代治疗（HRT）：由于卵泡功能的缺失，体内原本自然产生的雌孕激素不足，外源性的补充可以缓解雌二醇缺乏导致的症状（潮热多汗、面部潮红、性欲低下、萎缩性阴道炎及尿道炎），同时还可以预防远期并发症（骨质疏松、老年性痴呆症等）。极少数患者（不超过 5%）可能恢复正常的月经和排卵，大部分患者则不能恢复，只能通过外源性激素维持青春。②钙剂：预防骨质疏松。雌二醇在人体内参与骨骼的形成，将钙纳入骨中，可以提高骨骼的硬度。由于卵巢早衰的患者体内缺乏雌二醇，故而需要在补充雌二醇的同时，将既往流失的钙也重新补充到骨质中。通常医生建议患者每日摄入 1200mg 的钙及 400 ～ 800IU 的维生素 D。

2）建议：①适当地进行一些体育锻炼，如快走、瑜伽、游泳等。②根据个人生育意愿及具体病情发展程度，合理安排促排卵治疗方式。③当你有生育要求：如果通过治疗，幸运的恢复了排卵，可以自行试孕或寻求医生帮助；如果不能恢复排卵，则自身很难生育，只能考虑领养宝宝或等待可遇而不可求的赠卵了。

3. 巧克力囊肿

有媒体报道称，某影星因子宫内膜异位症（俗称巧克力囊肿）入院接受治疗，因此病对于她想要在40岁前生育会大有影响。巧克力囊肿到底对女性怀孕有无影响，还有哪些影响女性怀孕的障碍呢？

（1）巧克力囊肿是什么

巧克力囊肿是子宫内膜异位症的一种表现，对生育影响很大。医生对于巧克力囊肿的处理方式是不一样的，妇科医生担心巧克力囊肿恶变，一般会建议通过手术切除囊肿。但生殖科医生对巧克力囊肿的处理方式会保守一点，因为怀孕本身就是一种对子宫内膜异位症的治疗。所谓子宫内膜异位症就是子宫内膜异位到子宫以外其他的地方，随着每次月经，除了子宫内膜脱落出血，异位的内膜也会出血，会造成局部的一些炎症反应。子宫内膜异位到卵巢上，就叫巧克力囊肿，异位到盆腔输卵管周围就会引起输卵管周围粘连。发病的时间越长，病情就越重，所以有巧克力囊肿的患者最好要早生宝宝，因为随着病越来越重，怀孕会越来越难。

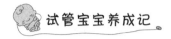

（2）不要急于通过手术切除巧克力囊肿

我们为什么不赞成手术切除巧克力囊肿？因为手术切除巧克力囊肿不代表以后不会再长，巧克力囊肿很有可能会复发，手术解决不了根本问题。再高明的医生在手术剥离囊肿的时候也会带走一部分卵巢的皮质，造成卵巢功能下降。我们在临床曾经看到，两侧卵巢剥离过的巧克力囊肿的患者，年龄不大，卵巢功能已经很差了。因此，如果发现自己有巧克力囊肿的已婚女性，最好尽早计划怀孕生宝宝，在怀孕的这 10 个月中异位的内膜不会再出血，对此病是一个好的治疗方式。

一般来说，如果囊肿不是特别大，直径 3cm 以内的医生不会特别处理，通过药物治疗，正常怀孕就可以。如果囊肿是特别大的或怀疑恶变的，就需要手术切除；已经影响怀孕了，就只能通过试管婴儿技术怀孕了。这种情况下，试管婴儿比手术更好的地方是能够对卵巢起到保护的作用，经阴道的囊肿穿刺只是把囊肿去掉，不会损伤卵巢组织。

如果你没有生育需求或近期内巧克力囊肿快速增大，一定要手术切除囊肿，因为极少数的囊肿会恶变。所以，要根据你处在什么年龄段、近期有无生育要求来确定如何治疗巧克力囊肿。我的有些门诊患者是做了手术来就诊的，卵巢功能已经很差了，那就为时已晚了，因为没有卵细胞，医生也做不出胚胎。

四、子宫

1. 子宫内膜影响妊娠结局

子宫内膜作为孕育胚胎的土地，对妊娠结局有着至关重要的影响。

正常的子宫内膜分为功能层和基底层，功能层每个月变化和脱落，形成月经；而基底层是不脱落的。一个细胞分裂成两个，其中一个还是基底层细胞，另一个则成为功能层细胞。正常的内膜厚度在月经周期会发生变化。我们最关注排卵前后的内膜变化。排卵前的内膜一般为 8 ～ 13mm，6 ～ 8mm 属于偏薄，13 ～ 15mm 属偏厚，小于 6mm 则可能无法怀孕，大于 15mm 可能存在内膜增生等病变。

排卵前的内膜形态也很重要。一般为 A 型，即超声可以看见三条线，称三线征。如果有强回声点，不能排除增生或息肉等，需等月经干净后复查；如果三条线开始变模糊，则称 B 型，这是排卵后的内膜形态；还有一种称为 C 型，回声很强，浑然一片，这样的内膜不适合胚胎种植。

2. 子宫内膜异位症

（1）什么是子宫内膜异位症

顾名思义，子宫内膜组织生长在子宫内膜以外的部位称为子宫内膜异位症。子宫内膜组织像种子一样，可以播种在全身任何部位，最常见的部位为盆腔内，如卵巢、子宫、膀胱等。

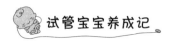

异位内膜侵犯卵巢会形成内含积血的囊肿，称为卵巢巧克力囊肿。子宫内膜异位症的高发人群是育龄期妇女。这种病与体内激素水平直接相关，绝经、妊娠和双侧卵巢切除会使病灶逐渐萎缩。

（2）哪些症状提示可能患有子宫内膜异位症呢

最主要的症状是下腹痛及痛经，如果出现痛经越来越严重的情况要警惕是不是此种疾病，少数患者可长期腹痛，月经来潮时加剧，也有一部分患者无痛经。还会出现不孕、性交痛、月经量多、月经来潮时间延长、淋漓不尽。少数患者侵犯泌尿系统会出现尿频、尿急、血尿，侵犯肠道会有腰痛、腹泻、便秘、血便等症状。如果巧克力囊肿破裂还会突然出现剧烈腹痛，伴恶心、呕吐和肛门坠胀。

出现上述症状应及时到医院就诊，明确是否患有子宫内膜异位症。通过妇科超声检查、血清 CA125、抗子宫内膜抗体可以帮助诊断，但诊断子宫内膜异位症的最佳方法还是腹腔镜检查和病理检查。

（3）如何预防子宫内膜异位症的发生

子宫内膜异位症的病因尚不清楚，不能完全预防，可通过口服避孕药、避免月经期性交及尽量避免多次宫腔手术来减少此病的发生，尤其是有此病家族史的患者。

第四章　孕后健康知识

1. 为什么要定期产检

怀孕对母亲来说，是一个人要负责两个人的饮食起居，其实承担了很大的风险。定期产检，及时发现异常，是对准妈妈和胎儿的一种保护。

2. 产科建档

当你发现自己怀孕了，拿着血 HCG 的化验单，可以在街道办事处或居委处领取母子健康保健手册；在停经 5～6 周时，可以通过妇科超声发现子宫内的胎囊，同时带上超声检查单和母子健康保健手册来产科门诊，就可以建档，以后也都在建档的医院进行定期产检。

3. 产检

怀孕的每个时期做的检查都不一样。

孕早期，要完善一般检查，评估身体状态。

孕 10～12 周，查胎儿颈项透明层厚度，这是检查胎儿是否存在染色体异常的重要检查；孕 15～20 周要做唐氏筛查，

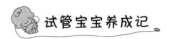

筛查 21- 三体综合征等先天性疾病；孕 20 ～ 24 周要做排畸超声，检查胎儿是否存在重大畸形。这三次产检是非常重要的，一定不能缺席。

孕周再大一些，可能就要定期查血尿常规、血糖等，动态监测血压，及时发现妊娠期高血压病、妊娠期糖尿病等，并及时治疗。

胎心外电子监护则用来评估胎儿在宫内的状态，一般在孕32 周之后才做。

这么多检查，怎么记得住呢？这您就不用担心啦，我们的产科大夫到时间都会给您约好。

4. 自然分娩或剖宫产，如何选择

在可以自然分娩的情况下，我们推荐您自然分娩。

在某些特殊情况下，如胎儿宫内窘迫、母亲骨盆狭窄，或试产过程中出现胎儿位置异常无法自然分娩、胎儿体重过大等自然分娩面临生命危险的时候，产科医师会建议您选择剖宫产分娩。

当然，它们各自都存在弊端。自然分娩可能会出现会阴裂伤、盆底功能下降，从而出现子宫、阴道脱垂等。剖宫产分娩后形成子宫瘢痕，以后可能出现瘢痕妊娠、子宫破裂或胎盘植入等情况，孕期可能危及生命，而且剖宫产后必须严格避孕 2 年才能再次妊娠。

第五章 辅助生殖技术相关知识

一、不孕症

1. 何为不孕症

不孕顾名思义就是不能怀孕。没有避孕、有正常性生活1年以上不能怀孕称为不孕症。不孕症分为两类：①原发性不孕：既往从未有过妊娠史，无避孕而从未受孕。②继发性不孕：既往有过妊娠史，而后无避孕连续1年未孕。

2. 输卵管阻塞导致的不孕

40%～60%的女性不孕症患者是由输卵管疾病引起。比如输卵管梗阻、粘连或积水等。很多患者认为输卵管不通，手术疏通就好了？也有急切想怀孕的患者问医生能不能直接做试管婴儿？到底是手术疏通还是直接做试管婴儿呢？

（1）输卵管阻塞为什么会引起不孕

女性想要怀孕必须具备四大要素：精子、卵子、输卵管、子宫。精子和卵子的作用自不必说，但你也许不知道精子和卵子见面的地点就是输卵管。输卵管就好比精子和卵子相会

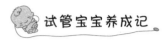

的鹊桥，如果输卵管堵了，也就意味着牛郎（精子）和织女（卵子）无法见面，也就永远不可能形成胚胎，从而引起不孕（图5-1）。

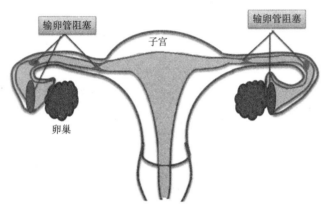

输卵管阻塞　　子宫　　输卵管阻塞　　卵巢

图 5-1　输卵管阻塞

因输卵管阻塞导致不孕而做试管婴儿的患者占做试管婴儿患者总数的 60% ～ 80%。可以说试管婴儿其实是为输卵管阻塞导致不孕的患者设计的一项技术。

1）如何诊断输卵管阻塞

诊断输卵管阻塞，可采用输卵管造影技术，即向患者宫腔内注入造影剂，这些造影剂在 X 线或者 B 超下能够显影（图5-2）。

采用输卵管造影技术诊断输卵管阻塞的准确率为 80% ～90%，基本可以判断输卵管是否适合怀孕。但输卵管造影不能准确判断输卵管是否有粘连、输卵管功能等。如果你想准确地判断输卵管的情况，可以采用腹腔镜手术，但是有一定的风险，不到万不得已医生不太推荐患者做此类手术。如果输卵管造影检查后不能明确输卵管是否阻塞，可以让患者先尝试自然怀孕，医生再结合病史进一步判断输卵管的功能。

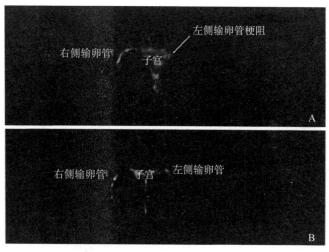

A：输卵管梗阻的子宫输卵管造影；B：子宫输卵管造影

图5-2　输卵管造影

2）了解病史、积极试孕后再做检查

医生诊断输卵管是否阻塞时，并不是直接推荐患者做输卵管造影检查，而是在详细询问病史后需进一步核实时才会推荐使用。哪些病史可能会影响到输卵管呢？①流产史：无论是人

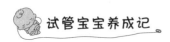

流、药流还是自然流产都是输卵管阻塞的隐患，因为流产的胚胎是一个良好的细菌培养剂，可造成输卵管炎症、积水、梗阻，最终造成不孕，所以建议大家不要做流产手术。②盆腹腔炎症性疾病、盆腔手术史：慢性阑尾炎、慢性盆腔炎、子宫内膜异位症或盆腔外科手术造成的炎症状态，都可能引起盆腔粘连，导致输卵管闭塞梗阻。③结核史：结核病在较发达地区已经灭绝，但近两年在一些欠发达地区有抬头趋势。人们常常以为结核病只发生在肺部，其实它是一种通过血液和淋巴播散的疾病，特别容易影响到整个盆腔，造成输卵管结核和梗阻，所以要积极排查该病。总之，在医生的问诊中，如果得知有这些因素存在，便会积极建议患者检查输卵管。

医生不推荐患者急于做检查，而是给患者一个自己试孕的时间。年轻的患者一般试孕 1 年以上，年龄偏大的患者试孕半年左右。如果在这个时间段内未能自然受孕，可以检查输卵管，避免耽误年龄较大患者的怀孕时机。

3）输卵管造影检查没有损伤，不影响怀孕

很多患者担心输卵管造影检查会不会损伤子宫，这个担心是不必要的。造影剂注入宫腔时，冲刷作用可能会损伤一点儿子宫内膜，但我们知道子宫内膜每个月都会自行脱落形成月经，所以这一点儿损伤对子宫是没有任何影响的。另外，还有患者担心 X 线会影响下一步的怀孕，但其实现在主流的造影剂都是水溶性的，只需要造影当月避孕就可以了。现在还有一些新的输卵管造影技术，即四维超声立体成像的新技术（首都医科大学附属北京朝阳医院采用的就是这种造影技术）。超声的辐射量是很小的，孕期产检时孕妇都要做该检查。而且现在超声所用的造影剂是一些微粒化的蛋白质，蛋白质是人体的组成部分，所以无明显毒副作用。患者只需在做检查的当月不要试孕，第 2 个月就可以尝试怀孕了。

（2）输卵管阻塞时选择试管婴儿

1）输卵管阻塞的类型

输卵管阻塞有以下几种类型：①近端梗阻。输卵管连接子宫和卵巢，和子宫连着的那个地方堵了，叫近端梗阻。②远端梗阻。输卵管和卵巢相连的那一端堵了叫远端梗阻。③输卵管通而不畅是指输卵管周围可能有一些粘连,但是没有完全闭塞，尚存一些功能。对输卵管通而不畅的患者，医生一般建议先试孕 3 ～ 6 个月。如果输卵管确实无法完成自己的职责，再考虑下一步治疗。

2）使用药物无法治疗输卵管阻塞

要注意药物对输卵管阻塞是没有治疗效果的。输卵管无论粘连还是梗阻都是由以前的疾病或手术遗留下来的纤维组织（类似于皮肤损伤后留下的瘢痕）形成的。比如脸上有疤，抹药或吃药是无法将其去除的，输卵管阻塞也是这个道理。

3）输卵管阻塞的主要治疗方式：手术或试管婴儿

输卵管阻塞的主要治疗方式有两种：手术或试管婴儿。

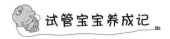

手术方式又分为常规手术和腹腔镜手术，它们的原理都是相同的，即将粘连的瘢痕切除以恢复输卵管的畅通。此类手术的局限性在于，可能在手术区域长出新的瘢痕造成再次粘连。手术的效果主要看患者的恢复情况，只要新瘢痕没有影响到输卵管功能，可使精子和卵子见面，手术就是成功的。术后不能反复进行手术检查看输卵管恢复得怎么样，而是要试孕半年或 1 年，如果仍然没有怀孕，考虑手术失败，建议试管婴儿助孕了。当然，如果医生评估输卵管通畅程度较差，或输卵管周围粘连本身就是由于手术造成的，或患者考虑到手术本身可能的风险不愿意采取手术治疗，也可以直接进行试管婴儿治疗。

4）年轻、排卵正常、男方精液正常可尝试手术

为了提高手术的成功率，哪些人群适合手术治疗呢？患者夫妇双方要满足以下 3 个条件可以尝试手术治疗：①女方年龄 < 35 岁，因为术后需要试孕半年到 1 年，35 岁以上的女性生育能力呈直线下降，卵巢功能在退化，所以对于这类患者时间就是生命，没有时间反复试孕。②女方排卵正常。如果患者本身排卵不正常，需进行促排卵治疗，这也是一种煎熬。③男方精液正常。如果男方患有弱精症、少精症或畸形精子症，直接选择试管婴儿是明智的。

有些患者说"既然手术不一定能成功，还有损伤和风险，那么是否可以直接做试管婴儿？"当然也是可以的。

5）正常自然受孕概率为30% ～ 40%，试管婴儿为50% ～ 60%

很多患者关心试管婴儿成功率。随着临床技术的进步，实验室条件的改善，试管婴儿的成功率已经达到50% ～ 60%。有些患者对这个数据还是不满意，为什么不是100%或99%呢？要知道正常年轻夫妻也不是想怀孕就能怀上的，每个月的怀孕概率只有30% ～ 40%，可见试管婴儿的技术已经有所超越。一般经过两次胚胎移植，大多数患者都可以成功受孕。如果仍然没有成功受孕，医生就要继续寻找影响受孕的因素，纠正这些因素后，绝大部分患者都可以如愿以偿。

3. 卵巢因素导致的不孕

卵巢作为卵子的来源，它的功能是否正常对于想要宝宝的女人来讲是非常重要的。卵巢在腹腔内，它发生了什么神奇的"化学反应"生成卵子的呢？这些"化学反应"哪里出了问题会导致不孕呢？

（1）卵泡正常发育过程

来了解一下卵泡的正常发育过程。在月经期，卵巢中有一批小的卵泡，称为基础卵泡，一般正常人每侧卵巢有6 ～ 10个卵泡，超过12个的称为多囊卵巢，少于3个的为卵巢功能低下。随着时间的推移，这些小卵泡在促卵泡素（FSH）的作

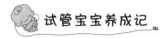

用下，逐渐变大，在这个过程中，有的卵泡对 FSH 敏感，生长速度快，长的比较大；有的卵泡对 FSH 不敏感，生长速度慢，长的就小。长的最大的那个卵泡有成长优势，能继续生长，被称为优势卵泡，而小的卵泡就会萎缩消失。每个月经周期一般只有 1 个最为优势的卵泡发育成熟。等卵泡长到 18 ～ 20 mm 时，受来自垂体的促黄体生成素（LH）的作用，发生排卵（图 5-3）。

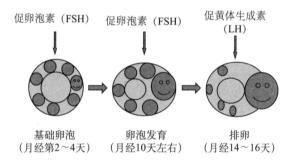

图 5-3　正常卵泡的发育过程

为理解这一过程，可以把这个过程想象成太阳与种子的关系，FSH 比作太阳，卵泡比做种子，长的快的种子接受充分的阳光，会生长的更快，最终长成参天大树，长得慢的种子在大树的树荫下，接受不到充分的阳光，最终像小草一样枯黄。

（2）卵巢常见的问题

在卵泡正常发育过程中，基础卵泡数目、卵泡发育过程和排卵，这些环节中任何一个环节出现问题，都将导致不孕。在卵巢产生卵泡及排卵的过程中，有哪些问题需要了解呢？

1）多囊卵巢

一侧卵巢基础卵泡数超过 12 个，称为多囊卵巢（PCO）（图 5-4）。多囊卵巢的患者同时伴有高雄激素血症或月经不规律，称为多囊卵巢综合征（PCOS）。就好像一块土地里有很多树种子，种子太密集了，长出的树苗们互相制约，所以总长不大。

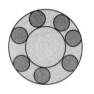

正常卵巢　　　　　　　　　多囊卵巢

图 5-4　多囊卵巢

2）卵巢功能低下

卵巢储备卵泡数目减少的一种现象，一般单侧卵巢基础卵泡少于 3 个（图 5-5）。就好像土地里的种子太少了，长出的树苗少，而且东倒西歪，质量堪忧。

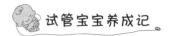

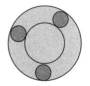

正常卵泡   卵巢功能低下

图 5-5 卵巢功能低下

3）卵泡发育异常

卵子不能正常发育，表现为卵泡总是长不大，没有优势卵泡出现，这种现象在多囊卵巢、卵巢功能低下的患者中都会出现（图 5-6）。

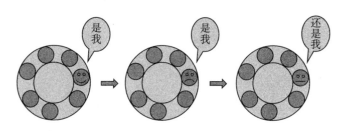

图 5-6 卵泡不发育

4）排卵障碍

卵子能够正常发育，有优势卵泡出现，但卵子排不出去。就好像发芽的种子冲不出土壤，可能是种子发育缺陷，也可能是土壤表皮太硬等（图 5-7）。

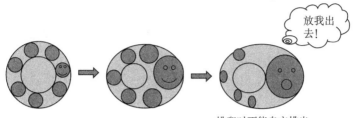

排卵时不能自主排出

图 5-7　排卵障碍

5）小卵泡排卵

卵泡能发育，也能排卵，但排卵时卵泡不够大，达不到18mm，甚至在 14 ～ 16mm 的时候就排出了。这样的卵子不容易受精，而且受精后容易胎停育（图 5-8）。

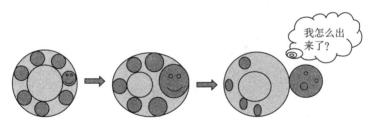

图 5-8　小卵泡排卵

（3）卵巢因素不孕的原因

卵巢因素不孕的原因这么多，应该如何检查呢？最常见的查找方法为经阴道 B 超监测排卵。通过 B 超，可以看到卵泡的大小，监测卵泡成长过程，监测排卵。

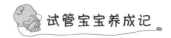

此外，B 超监测排卵时可结合激素测定的方法，更加准确地对卵泡发育进行评估。比如在优势卵泡发育到 18～20mm 时，测定血中雌二醇水平评估卵子质量；测定血中促黄体生成素，预测排卵时间。这些都要在医生的指导下进行。

4. 宫腔改变导致的不孕

子宫内膜在胚胎着床、发育中起着非常关键的作用，其经常会出现什么样的问题呢？

（1）子宫内膜息肉、息肉样增生

子宫内膜息肉是妇科常见疾病，是异常阴道出血及不孕的主要原因之一。子宫内膜息肉是由子宫局部内膜过度生长造成，数量为单个或多个，直径数毫米到数厘米，可有蒂或无蒂。增厚的子宫内膜如同肥沃的土地上覆盖了很多大岩石，会阻止种子汲取养分。临床上，医生通过宫腔镜检查可以发现宫腔内的子宫内膜异常和已形成的息肉，行子宫内膜息肉切除术后，显微镜下病理检查可确诊此病（图5-9）。

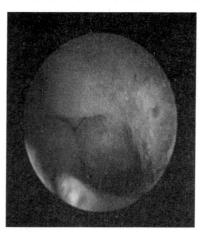

图 5-9　子宫内膜息肉

666

（2）子宫内膜粘连（即 Asherman 综合征）

一般发生于产后或流产后过度刮宫引起的子宫内膜基底层损伤和粘连，粘连可发生于宫腔、宫颈内口、宫颈管或上述多部位，为部分或全部阻塞，从而引起月经量减少、痛经和闭经。

这种情况下，种子根本进不去宫腔，无法靠近土地。宫腔镜检查发现上述部位有粘连带。可通过手术分离宫颈及宫腔粘连，即在宫腔镜下用机械性剪刀切割或激光切割粘连带。术后有生育要求者还应服用大剂量雌二醇来修复子宫内膜。

（3）黏膜下子宫肌瘤

子宫肌瘤是女性生殖器最为常见的良性肿瘤，由平滑肌及结缔组织组成，常见于 30～50 岁女性。黏膜下肌瘤指子宫肌瘤向宫腔方向生长，占据了宫腔的空间，占子宫肌瘤的 10%～15%。主要表现为①经量增多及经期延长。②下腹包块。③白带增多。④压迫症状：尿频、尿急、排尿困难、尿潴留、下腹坠胀、便秘等。⑤不孕：黏膜下肌瘤影响宫腔形态，同时它也是大岩石，干扰受精卵着床，可引起不孕。超声检查可发现宫腔内低回声或不均质回声包块，周边可见内膜包绕。宫腔镜检查发现有球形块状物突向宫腔，色粉红，光滑。行肌瘤电切后病理检查可确诊（图 5-10）。

5. 子宫肌瘤与不孕症

（1）子宫肌瘤的发病人群

子宫肌瘤常见于 30～50 岁妇女，据统计至少有 20% 育龄

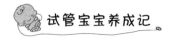

妇女患有子宫肌瘤。

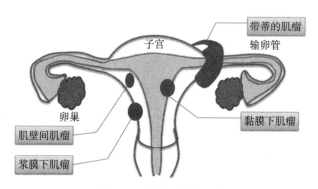

图 5-10　黏膜下子宫肌瘤

（2）子宫肌瘤会影响怀孕吗

子宫肌瘤可从多方面影响生殖。宫角部子宫肌瘤可造成输卵管梗阻。黏膜下子宫肌瘤通过影响子宫内膜和血流变化而影响胚胎着床。大的肌壁间、浆膜下子宫肌瘤可造成子宫变形，导致流产。

（3）子宫肌瘤是否需要手术治疗

对于要求保留生育功能的年轻子宫肌瘤患者，除外恶变可能后，有手术指征者，选择子宫肌瘤剔除术，手术指征：①肌瘤较大充塞盆腔，子宫达 3 个月妊娠大小者。②经血量过多治疗效果不佳，贫血较重者；出现大、小便困难等压迫症状者；肌瘤位置低或子宫颈肌瘤或阔韧带肌瘤,压迫输尿管致输尿管、肾盂出现水肿者。③黏膜下子宫肌瘤脱出子宫颈口发生感染者。④浆膜下有蒂肌瘤,发生扭转者。

手术方式包括:经腹部、经阴道、腹腔镜。黏膜下肌瘤可行宫腔镜手术。具体需咨询妇产科专家。

(4)手术治疗子宫肌瘤后是否会影响再次怀孕

因子宫肌瘤而不孕的妇女行子宫肌瘤剔除术后的受孕率为36%~65%,术后受孕时机根据术中子宫肌瘤切除情况而定。浆膜下肌瘤避孕半年即可妊娠;肌壁间肌瘤,至少严格避孕1年;黏膜下小肌瘤根据其大小、位置及是否带蒂而定。术后妊娠的患者需警惕子宫破裂风险,40%~80%的术后受孕者可足月分娩,但产科医生考虑到瘢痕子宫妊娠分娩的风险较大,可能建议患者剖宫产分娩。

6.子宫畸形

先看看什么是正常的子宫(图5-11)。

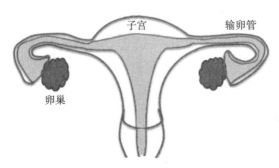

图 5-11 正常子宫

（1）什么叫子宫畸形呢

①双子宫，顾名思义，就是有两个子宫，两个宫颈，每个子宫一个输卵管。②双角子宫：完全性双角子宫，有两个子宫和两个完整子宫腔，共用一个宫颈；部分性双角子宫，两个宫腔相通。③弓形子宫，主要指子宫底的肌层向宫腔突出。④纵隔子宫，子宫底伸出一肌性纵隔，把宫腔分成两部分，纵隔比较薄。⑤单角子宫，只有一侧宫角和一个输卵管。残角与子宫相连，有两种情况，都有一个输卵管与子宫角相通，另一个输卵管也与宫腔相通（交通性），或不与宫腔相通（非交通性）；残角无宫腔，有一个输卵管与子宫角相通，有一个输卵管没有腔。

（2）用什么手段来诊断子宫畸形

可以借助经阴道超声、子宫输卵管造影和宫腔镜来诊断子宫畸形。

（3）所有的子宫畸形患者都不能怀孕吗

每一种子宫畸形都有机会怀孕，尤其单角子宫、双角子宫者成功妊娠的大有人在。

但有时候，子宫畸形可能导致流产，此时就需要通过手术治疗。如果你有子宫纵隔，则建议先做手术再试孕。

7. 子宫内膜异位症与不孕

30%～50%子宫内膜异位症患者会出现不孕，这是因为子宫内膜异位症的病灶可能会造成输卵管梗阻、免疫系统变化和卵巢功能异常。

少数病变轻微、症状轻、卵巢功能好的年轻患者可自行尝试怀孕，如不孕的时间为半年到 1 年，便可向生殖科医生咨询。

对于中重度子宫内膜内异症或巧克力囊肿大于 5cm 并且卵巢功能好的子宫内膜异位症患者，可以通过腹腔镜手术治疗，术后半年到 1 年内积极试孕，可采取监测排卵或人工授精尝试怀孕，如仍不孕可考虑试管婴儿治疗。

医生不推荐多次手术治疗子宫内膜异位症，反复手术会损伤卵巢功能。当患者年龄 > 35 岁、不孕时限长和卵巢功能低下时，医生建议其直接考虑辅助生殖技术治疗。

药物治疗对不孕的子宫内膜异位症患者帮助不大，一般只用于试管婴儿治疗前的准备和腹腔镜手术的辅助治疗。

8. 男性因素导致的不孕

怀孕是两个人的事，男方提供健康精子是成功受孕的关键之一。那么，有哪些男性因素会导致不孕呢？

一种情况是性功能障碍，如果出现勃起障碍、射精障碍、性欲障碍等情况，不能使精子对卵子进行"登门拜访"，那么就不可能产生受精卵了。这种情况出现时，男方往往自己也心慌着急，不孕的原因也显而易见，就要及时就诊，进行心理及药物的相关治疗了。

性生活正常的男性，当女方不孕时，常常会忽略甚至否认自己的因素，"我这么年轻强壮，我的精子怎么会差呢？"其实精子作为一种生殖细胞，受年龄、精神压力、环境因素的影响，质量波动很大，想突破层层防线，与卵子相遇，对其质量的要求是很高的。那么，精子有哪些异常会导致不孕呢？

（1）精液异常

精液的正常值：精液量：2～6毫升/次；液化时间：< 30min；精子密度：> 15×10^6/ml；精子活力：前向运动 > 32%。

无精子或精子过少、精子质量差、液化状况差等精液异常都将导致不孕。

（2）生精障碍

男性精子生成障碍的原因有很多，有些是隐匿性的，有些是有轻度临床症状的，确诊需要进一步检查。常见的原因：①染色体异常：常染色体异常可导致性腺及生精细胞代谢紊乱，精子生成障碍，常需通过染色体检查才能发现。②睾丸疾病：睾丸受严重外伤、睾丸结核、睾丸梅毒等疾病均可导致生精功能障碍，造成不育。③局部病变：精索静脉曲张是最常见的一种，睾丸的局部环境如温度、压力等影响，造成不育。④免疫因素：腮腺炎病史等致使体内产生自身免疫性抗体，导致不育。

（3）精卵结合障碍

精道梗阻、逆行射精、外生殖器异常等情况阻碍了精子与卵子的相逢，发生不育。

通过以上知识，我们可以了解到男性因素导致不育的原因还是有很多的，而且不容忽视。需要再次强调，男性的精液质量受环境因素、精神心理因素的影响波动非常大，往往需要至少两次以上的检查才能进行比较好的评估。

9. 不孕不育高危人群

最新资料显示我国不孕不育的发生率约为 15%，女方因素为 40% ～ 55%，男方因素为 20% ～ 35%，男女双方因素 20%，不明原因 10%。

不孕不育高危人群的特征如下。

（1）女性

①大于 35 岁（卵巢功能下降）。②有过人流、药流、宫外孕、盆腹腔手术或炎症、结核病史（输卵管通而不畅或堵塞）。③不良嗜好如吸烟、酗酒。④某些职业如长期高强度体力劳动，在高温、放射、有害物质的环境工作。⑤患有如多囊卵巢综合征、子宫内膜异位症、高泌乳素血症、高雄激素血症、卵巢早衰等疾病。⑥肥胖者。

（2）男性

①不良生活习惯如吸烟、饮酒，肥胖。②高温工作人群，精索静脉曲张、性功能障碍、睾丸发育异常。③小时候患过腮腺炎或吃过棉籽油。④家族不孕不育遗传病史。

如果你是高危人群或已经确诊不孕症，一定要改正不良的生活习惯，合理安排作息，尽早就诊于正规医院的不孕不育门诊进行检查和治疗。

10. 如何诊断不孕症

（1）男方：体格检查、精液常规、男科超声等。

（2）女方：相对复杂一些，检查的项目很多。

①询问病史：包括不孕年限、盆腹腔痛、白带异常、附件炎、盆腔手术、多毛、痤疮、体重改变等。

②月经史：初潮年龄、月经周期、经量、经期、痛经、婚后性生活情况、避孕方法、孕产史、家族中有无出生缺陷及流产史。

③体格检查：体格发育及营养状况，有无雄激素增多体征，外阴发育、阴毛分布、阴道和宫颈异常排液和分泌物，子宫大小形状位置及活动度，附件包块及压痛，子宫直肠凹处的包块、触痛和结节，盆腔包块。

④基础体温测定：周期性连续的基础体温测定可大致反映排卵和黄体功能，考虑到影响因素很多而且不确定，所以不能作为独立诊断依据。

⑤B超监测卵泡发育：这是生殖科医生的基本功，她们通过经阴道超声可以看到子宫大小形态、肌层回声、子宫内膜厚度和分型，以及卵巢体积、卵巢的窦卵泡计数、优势卵泡的直径、卵巢内异常回声，是否有明显的输卵管积水等。

⑥基础激素水平测定：月经失调的女性和需要评估卵巢功能的女性需要查生殖激素。促卵泡激素（FSH）、促黄体生成

素（LH）、雌二醇（E_2）可反映卵巢的储备功能，泌乳素（PRL）可反映是否存在高催乳素血症。

⑦输卵管检查：目前三维超声下的输卵管造影迅速发展，有较高的准确性。腹腔镜下的输卵管通液检查也准确，但是创伤性较大，一般不作为首选。

⑧宫腔镜检查：除外子宫内膜病变、子宫息肉等。

11. 如何治疗不孕症

（1）一般治疗：改善生活方式，控制体重，戒烟戒酒戒咖啡，增加运动，肥胖者需减肥。

（2）对症治疗：男方精液指标正常、女方卵巢功能良好、不孕年限小于 2 年的年轻夫妇，可期待治疗。对输卵管不全阻塞或粘连，可行腹腔镜下输卵管整形术等，使输卵管再通。当然，如果输卵管粘连较重或完全梗阻，腹腔镜手术也无法治疗，就需要辅助生殖技术了。对有内分泌功能异常者纠正异常的激素。性质不明的卵巢肿瘤需先明确诊断后再行不孕治疗。对影响宫腔环境、干扰受精卵着床和胚胎发育的病变，可对症行宫腹腔镜手术治疗。

（3）诱导排卵：月经不规律的患者可行卵泡监测，如果监测发现排卵异常或不排卵，在排除禁忌证后，可以考虑促排卵治疗。

（4）辅助生殖技术：包括人工授精、试管婴儿等。

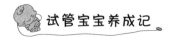

二、辅助生殖技术

1. 人工授精

对于受不孕不育困扰的夫妇来说，人工授精这个名词并不陌生。什么是人工授精呢？

人工授精是目前输卵管通畅的不孕症或生育力低下的夫妇最常采用的治疗方式之一，其优点为安全、经济、简便。具体方法是将优化的男性精子通过人工的方法注入女性宫腔内，以协助受孕（图 5-12）。包括夫精人工授精和供精人工授精两种，精子的来源可以是丈夫或者国家认定的人类精子库。

人工授精可以帮助精子越过重重障碍，摆脱阴道酸性环境和宫颈黏液的干扰，使质量好的精子尽可能地和卵子相聚，从而增加受孕概率。人工授精后怀孕的概率为 10% ～ 15%。

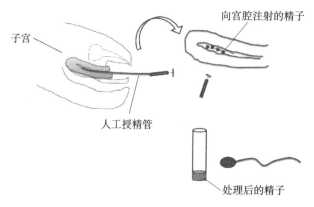

子宫

向宫腔注射的精子

人工授精管

处理后的精子

图 5-12　人工授精

（1）什么类型的患者适合做人工授精

人工授精的适应证如下：

1）夫精人工授精的适应证：①男性性功能障碍，如尿道下裂、勃起障碍、逆向射精等。②男性轻度的少精、弱精、畸精症。③女性宫颈因素的不孕。④免疫因素造成的不孕，如双方抗精子抗体阳性。⑤一些不明原因性不孕。

2）供精人工授精主要适合：①梗阻性或非梗阻性无精症。②家族或遗传性疾病。首都医科大学附属北京朝阳医院生殖中心是北京市三家具有供精人工授精资质的生殖中心之一。申请供精者需提供证件（身份证、结婚证、准生证、户口本）、女方输卵管造影片和报告、男方精液常规报告、手术取精记录及病理结果、双方血型报告；等待 3 个月到 1 年，接到生殖中心电话通知排到精源时复诊。

（2）人工授精的主要步骤

有人工授精的适应证的患者开始治疗后，女方需行卵泡监测。当卵泡成熟时，严密监测，择期行手术；或卵泡成熟后注射人绒毛膜促性腺激素（HCG）（俗称破卵针），第 2 天即行手术。

手术当日，夫妇一起就诊，男方在取精室自行取精，尽量不要污染，将精液交于男科实验室，洗涤离心后，将质量相对好的精子浓缩，由生殖科医生通过专用注射器注入女方宫腔内，即取代了夫妻同房的步骤。

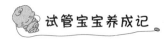

如果是供精人工授精，男方不需取精，精子由人类精子库提供的精子解冻而来，其余步骤同"夫精人工授精"。

（3）人工授精治疗可能涉及的风险

人工授精和其他治疗手段一样，并不是百分之百安全的，少数人可能出现下列不良反应。治疗过程中要听从医生的建议，积极配合医生进行治疗，争取把风险降至最低。

①卵巢过度刺激征：严重的患者表现为恶心、腹痛、腹水、胸水、血液浓缩、少尿，极少数患者可有血栓形成。肝肾功能损害者，有生命危险。一旦发生，可服用药物或穿刺引流胸腹水等进行治疗。

②卵巢反应不良：卵巢对药物不敏感，需要调整药物剂量，甚至放弃此次治疗。

③成熟卵泡过多：如有两个以上的成熟卵泡，可能会造成多胎妊娠，对孕妇和胎儿有很大的风险，必须取消此次治疗。

④丈夫精液采集失败：无法继续此次治疗。

⑤若出现妊娠两胎以上，必须进行减胎治疗。减胎手术有引发流产、出血、感染以及减胎失败需要二次手术的风险。因目前医疗水平有限，医生只能选择外观较小及容易操作部位的胚胎进行减灭，不能保证剩下的胚胎没有畸形。

⑥人工授精后妊娠胎儿畸形的发生率与自然受孕一样，因此不能保证每个出生婴儿都是健康的。妊娠和分娩的相关并发症也是不可避免的，可能会出现流产、宫外孕、葡萄胎等情况。

2. 什么叫"试管婴儿"

(1)"试管婴儿"是指胎儿在试管中生长发育的吗

"试管婴儿"其实是"体外受精－胚胎移植"(IVF)的俗称，之所以这么叫，是因为胚胎有一段时间是在胚胎实验室的培养液和培养皿中生长发育的。在人们的印象中，实验室的操作很多都是在试管中完成，于是这个非常形象贴切的描述——"试管婴儿"便广为传播。

世界范围内的调查显示，不孕症的发生率逐年升高，已经高达15%，部分地区和国家甚至高达20%以上。试管婴儿在不孕患者的治疗中发挥了很重要的作用。

(2)试管婴儿治疗的条件和流程

1)试管婴儿的适应证

试管婴儿的适用对象是不孕的夫妇。不孕的原因从女方和男方两个主体来考虑。对于女方，可能是输卵管梗阻、积水、通而不畅，多囊卵巢综合征、排卵障碍或反复促排卵失败，子宫内膜异位症，卵巢功能低下或同时伴男方生育力下降。男方有严重的少弱精子症、梗阻性无精子症、畸形精子症、精索静脉曲张，性功能障碍，或同时伴女方生育能力降低等。这需要夫妇一起到不孕不育门诊就诊，完善各项检查后由临床医生做出诊断。

做试管婴儿需要准备身份证、结婚证和准生证，并完善各项术前检查。

2）首都医科大学附属北京朝阳医院生殖中心试管婴儿就诊全流程（图 5-13）

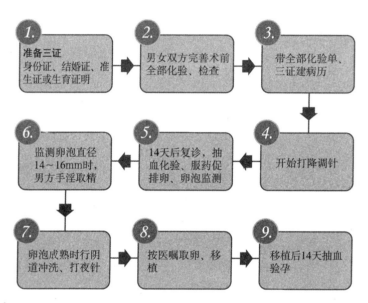

图 5-13 首都医科大学附属北京朝阳医院生殖中心试管婴儿就诊全流程
注：该流程根据标准试管婴儿治疗方案绘制，适合 60% 的患者。

①门诊初诊：挂生殖中心或不孕不育门诊号，并携带既往病历资料，夫妇一同就诊（医生评估病情后如可行试管婴儿治疗，可以继续按流程进入下一步）。

②准备证件：身份证、结婚证、准生证或生育证明原件及复印件（图 5-14）。

第五章　辅助生殖技术相关知识

生育证明

（只适用于初婚未育夫妻、无壹胎准生证省使用）

我辖区居民某某身份证号******，与某某身份证号******，于*年*月*日结婚，夫妻双方均系初婚，未生育子女，未领养子女，情况属实，符合国家壹胎生育政策。

我省市已取消壹胎准生证，合法生育，规定妊娠后发放《生育服务证》，特证。

计生办联系人****，联系电话*******（座机号）。

```
┌─────────────────┐
│ 夫妻照片        │
│                 │
│ （盖计生部门公章）│
└─────────────────┘
```

*年*月*日（盖当地计生部门公章）

注：证明需使用A4纸。

图 5-14　生育证明

③完善检查：男女双方进行全套术前检查（详见试管婴儿检查项目），携检查报告单请主管医生审核是否都正常。

④建生殖中心病历：夫妇一起，携带三证及术前检查报告单到门诊楼六层南侧 649 房间找护士建病历（时间：周一至周五下午 2:00—4:00）。

⑤进入试管婴儿周期：医生根据患者的情况，制订最合适的促排卵方案。进入促排阶段后，医生会告知你复诊时间。每次抽血查激素的时间为上午 8 点，地点 649 房间（周末同前）；抽完血后找主管医生做 B 超监测；下午 13:30 看激素结果（周末上午 11:30）。医生开医嘱，你交费取药后回 649 房间打针，并遵医嘱复诊。促排过程中医生会告知男方排精 1 次，不可同房。

⑥取卵和移植：术前两天行阴道冲洗，取卵前 1 日下午或

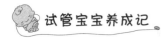

取卵当天上午8点前办入院手续。取卵前1天晚上10点之后至术前禁食水，手术过程全麻，取卵后于日间病房观察2小时，无异常则可办出院。取卵当日，夫妇早上8点到生殖中心，男方取精。移植患者需保持膀胱适量尿，以利于超声监测。移植后休息半小时即可回家（图5-15、图5-16）。

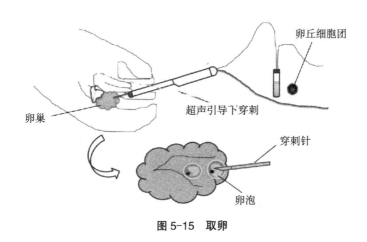

图5-15 取卵

⑦判断是否怀孕：胚胎移植后，需每日继续给予孕酮支持，至移植后12～14天抽血查查人绒毛膜促性腺激素（HCG）判断是否怀孕，并向医生咨询后续检查及用药。

3.解冻移植的流程

（1）并不是所有人都适合在试管婴儿新鲜周期进行移植

取卵很多、雌二醇特别高的患者，容易发生卵巢过度刺激征，如贸然坚持移植，发生重度卵巢过度刺激征的可能性就很

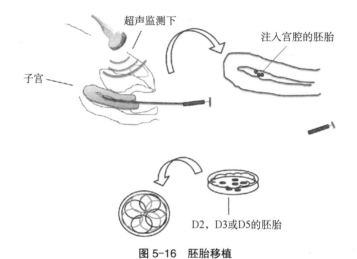

超声监测下

注入宫腔的胚胎

子宫

D2，D3或D5的胚胎

图 5-16　胚胎移植

大，比较危险。

内膜回声不均匀或形态不好，或打夜针当天孕酮较高的患者，也不建议新鲜周期进行移植；内膜是胚胎的土地，如果土地不好，那么种子也不好发芽。所以，医生会建议取消移植，下次做一个好的内膜再行冷冻周期的胚胎移植。

另外，输卵管积水明显的患者也不建议新鲜周期移植。因为输卵管积水可能会被排出来冲刷胚胎，其有胚胎毒性作用。

还有极少数患者因为没有可以移植的胚胎而不能移植。虽然取到了卵子，但是可能有以下情况发生：卵子精子受精异常，如不受精或多精受精；受精后形成的胚胎不分裂、碎了或死了；卵子发育异常不成熟等。临床医生会和胚胎实验室研究员们进

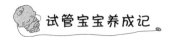

行沟通，寻找原因，为下次试管婴儿周期准备对策。

胚胎已经保存好了，此时此刻你需要一个适合胚胎种植的子宫内膜。

（2）如何培育这样一个温床

如果月经规律，排卵正常，可以用自然周期。前面已经提到，卵泡成熟后排卵，留在卵巢内的部分形成黄体，内膜开始转换成为分泌期内膜；如果卵子受精形成受精卵，在排卵后第7天左右便可达到子宫内膜开始种植。自然周期的卵子不受精，此时的子宫内膜仍是为受精卵准备的，按照胚胎的日龄算出在排卵后第几天移植。月经黄体也形成了妊娠黄体，支持移植的胚胎种植和生长，可以不再使用或只需使用很小剂量的黄体激素进行黄体支持。

如果月经不规律，常常闭经或患有严重得多囊卵巢综合征，可以考虑降调节＋人工周期方法。降调节与试管婴儿促排前的降调节一样，用药物抑制垂体的功能，以方便医生完全用人工的方法来制作一个漂亮的内膜。垂体丧失功能后，子宫内膜如白纸一般，任医生在上面作画。使用合适剂量的雌二醇模拟卵泡期，使用绒促性素模拟排卵的过程，再使用孕酮模拟排卵后的黄体期，这样子宫内膜经历了如同自然周期般的变化，也变成了适合胚胎种植的温床。绒促性素注射当日如同排卵日，同样根据胚胎的日龄选择排卵后第几天移植。只不过，服用的雌二醇和孕激素不能停，要一直服用，至见着胎心搏动后再慢慢减量。

还有一种方法是促排卵，也是人工周期，适用于排卵不规律或卵泡期长的患者。与自然周期类似，通过服用药物使卵泡正常生长发育和排出，从排卵日计算移植胚胎的时间。但是促排卵药可能存在溶解黄体功能的不良反应，患者需口服小剂量的孕酮进行黄体支持。

有一类患者，子宫内膜特别薄，只能通过尝试各种方法做出一个漂亮的子宫内膜。还有一部分患者的内膜怎么看都不漂亮，就先做宫腔镜检查，找找是否存在病变，治疗之后再进行冻胚移植。

孕育种子的肥沃土壤已经准备就绪，只等胚胎实验室将种子从冬眠中唤醒。之后的移植就和新鲜周期的移植没有差别。

4. 如何选择黄体支持药物

（1）黄体酮凝胶

由阴道壁直接吸收，不进入血液，血清孕酮低是没有关系的。

使用方法：每日早上使用，将药物摇晃到尖头，去帽，伸进阴道内，挤压粗头，让药物全部进入阴道，捏住粗头不放开拿出尖头，否则药物被回抽。用完后平躺20分钟。

在早上放黄体酮凝胶而不在夜间放的原因在于它通过人体运动不断混匀，从而被吸收。如果不动，可能靠近阴道壁的药物被吸收了，但里面的却无法吸收。

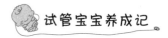

优点：浓度恒定，无损伤。

缺点：阴道出血时不能使用，以免感染；在血清中无法检测到。

（2）黄体酮针剂

通过肌肉注射吸收入血，在血液中可以被测到。

使用方法：肌肉注射。

优点：可以在血液中被检测到。

缺点：肌肉出现硬结，吸收欠佳；有创操作，长期注射出现肌肉损伤。

（3）地屈孕酮片

口服，几乎没有不良反应。

使用方法：口服。

优点：方便，依从性好，无不良反应。

缺点：在血清中无法被检测到。

（4）琪宁等

口服，可能会有头晕、恶心等症状。建议晚上睡前服用。

（5）试管婴儿常用黄体支持方案

新鲜周期移植患者，首选黄体酮凝胶，可在移植后每日使用 1 支（或加用地屈孕酮 2 片）。也可选择黄体酮针剂，每日肌肉注射 80mg，若出现硬结，可用土豆片、热毛巾敷。

解冻周期移植患者，可根据不同方案，使用不同的黄体支持。如自然周期，可不服药或口服 1 ～ 2 片地屈孕酮片（遵医嘱）。降调节＋人工周期，则同试管婴儿新鲜周期，还需继续口服雌二醇。促排周期，口服地屈孕酮片（遵医嘱）。

超声提示见到胎心后，患者需复诊，请医师告知逐渐减药的方法。

5. 试管婴儿成功怀孕后如何复诊

在移植后 12 ～ 14 天，便可以抽血查人绒毛膜促性腺激素（HCG）以判断是否妊娠。这时候应该找主管医师确认。

一般情况下，这时血 HCG 至少应该达 100IU/ml，低于100IU/ml，则需 2 ～ 3 天后复查，如果血 HCG 值翻倍，可能有希望，如果不升高反而下降，则生化妊娠的可能性比较大。什么叫生化妊娠呢？就是胚胎没有在子宫内膜种植，只有血HCG 轻度升高，超声看不到胎囊。大部分情况下，生化妊娠往往不易被察觉，紧接着就会来月经。

如果血 HCG 大于 100 IU/ml，2 周后就可以通过超声查看有没有胎囊，有几个胎囊。此时患者应带超声报告单复诊。同时可以去产科建档。

随后 1 ～ 2 周可以通过超声看到胎心搏动。试管婴儿的用药量比较大，在见到胎心搏动之前，药物不能减量；见到胎心搏动之后，应该拿着超声报告找主管医师，此时医师会告诉您怎么逐渐减药。

怀孕 10 ～ 12 周，胎盘的功能逐渐完善，这时候外源性的黄体支持药物也已经减完。之后，准妈妈应该在产科门诊定期

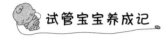

产检至分娩。

分娩之后可以给首都医科大学附属北京朝阳医院生殖中心打个电话报喜，跟大家一起分享成为妈妈的喜悦。

三、相关问题探讨

1. 试管婴儿是否很昂贵，普通工薪阶层是否能接受

试管婴儿的费用并非动辄数十万元，1 个周期为 2 万～3 万元。现在的成功率比较高，3 万～5 万元几乎解决了问题，极个别患者周期特别长，可能会花费 10 万～20 万元。

2. 试管婴儿整个过程中女性是否很痛苦

试管婴儿过程本身并不痛苦，但工作、心理、经济压力是女性精神痛苦的主要来源。注射改良后的针剂时患者痛苦比较小，自己就可注射。取卵过程也是静脉麻醉下操作，没有特别疼痛的环节。移植本身也没有感觉。

3. 试管婴儿成功率及影响因素

试管婴儿技术引入中国已近 30 年，目前有很大发展，成功率也有很大提升，由开始的 20%～30% 已经可以达到 50% 以上，但各医院生殖中心良莠不齐，有的仍然停留在 30%～40%；有的却可以达到 50%、60% 甚至 70%。建议夫妇们在选择医院时，尽量选择那些资质较好的，能保证安全有效。我国对于能够实施试管婴儿技术的医疗机构是有资质要求

的，每个省都有获得卫生部认可的试管婴儿资质的医疗机构，在卫生部官方网站上可以查到。建议患者考察一下将要就诊的医院服务水平、成功率、患者口碑，这样能够得到更好的医疗服务。

哪些因素可能影响试管婴儿的成功率？

（1）医生和医疗机构的技术水平。有经验的医生能够很好地掌握患者治疗中的每一个环节，根据患者的情况及时调整治疗方案。

（2）患者的卵巢功能。年龄越大卵巢功能越差，卵子质量越低，试管婴儿的成功率也会受影响。

（3）精子的质量。现在男性工作压力大，再加上一些不健康的生活方式，会造成精子不健康。

（4）子宫内膜的环境。如果把胚胎比喻成种子，子宫内膜就是种子生长的土地，再好的种子在水泥地上也长不出庄稼来。要提前调整好子宫环境，去除不良病因，为胚胎着床做好准备。

4.试管婴儿的安全性

世界上第1例试管婴儿路易斯·布朗，如今已经有了自己的小孩，世界上也已有几百万试管婴儿出生，圆了很多女性成为妈妈的梦想。

随着试管婴儿的发展，越来越多人开始关注这门技术的安全性。

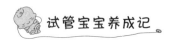

　　与正常怀孕不同，试管婴儿妈妈的卵子是在超生理水平的激素下成熟的，卵子和精子受精及生长发育是在培养皿中的培养液里完成的。这些超生理水平的激素和体外操作是否会对胚胎的发育潜能造成影响呢？

　　有很多研究表明，试管婴儿与自然妊娠的婴儿并没有差异，出生缺陷不高于自然妊娠，成长过程中性格养成和受教育能力与自然妊娠儿童没有差异，身体与心理也没有差异。

　　但是试管婴儿的多胎妊娠率远远高于自然妊娠，主要原因是行试管婴儿治疗时，至少允许移植两枚胚胎，大于 35 岁的患者还可以移植三枚胚胎。双胎妊娠是有很大风险的。

　　双胎妊娠的自然流产率是单胎妊娠的 2～3 倍。胎儿个数越多，流产危险性越大，这与胚胎畸形、胎盘发育异常、胎盘血液循环障碍及宫腔容积相对狭窄有关。多胎妊娠的妊娠期高血压发生率为单胎妊娠的 3 倍，症状出现早且重症居多，往往不易控制；子痫发病率也高。双胎妊娠羊水过多的发生率为12%，与双胎输血综合征及胎儿畸形有关。胎盘早剥是双胎妊娠产前出血的主要原因，起病急、发展快，严重威胁母儿健康。由于胎盘面积大，易扩展至子宫下段而覆盖子宫颈内口，形成前置胎盘，发生率比单胎高 1 倍。双胎妊娠妊娠期肝内胆汁淤积症的发生率是单胎的 2 倍，易引起早产、胎儿窘迫、死胎、死产。多胎妊娠时，子宫肌纤维过度伸展致子宫收缩乏力，胎盘附着面大，易发生产后出血，增加感染机会。胎儿个数多、并发羊水过多时，宫内压力过高，早产发生率高。多数早产为自然发生，或因胎膜早破后发生。据统计双胎妊娠的平均妊娠期仅 37 周。胎儿宫内生长迟缓是多胎妊娠最常见并发症。双胎妊娠胎儿畸形率比单胎高 2 倍，其原因尚不清楚，宫内压迫可致畸形足、先天性髋关节脱位等胎儿局部畸形。

　　另外，促排卵导致体内雌二醇急剧上升，血管通透性增加，血管内的体液流失到腔隙，形成腹水、胸水，造成腹胀、胸闷、憋气、少尿。血管内血液浓缩，容易发生血栓栓塞，严重时可危及生命。如果发生重度卵巢过度刺激综合征，医生会建议患者取消新鲜周期移植，并住院治疗相关症状，防止病情进一步恶化。

　　想孕育一个宝宝还是得承担一定的风险。如果患者选择进行单囊胚移植，医生会很开心，因为这可以降低多胎妊娠的发生率，减少孕期的并发症；当遇到多囊卵巢综合征或卵巢反应特别好、储备也很好的患者时，医生也会头疼，这么多小卵泡，要是全促起来该怎么办。作为生殖科医生，跟患者想的一样，不是盲目地追求妊娠率，而是给患者一个健康的宝宝，一个健康的孕期。

　　5. 试管婴儿不能"定制"双胞胎，该做时才做

　　电视中、网络上，各种治疗不孕不育的广告铺天盖地；媒体上不断曝出有大龄女明星利用试管婴儿技术孕育宝宝，有的甚至还是令人羡慕的双胞胎。好像有了试管婴儿技术后，孕育

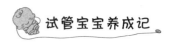

宝宝不再是那么困难的事情。试管婴儿可以解决所有不孕不育的问题吗？试管婴儿成功率有多少？试管婴儿真的可以"定制"双胞胎吗？在此提醒大家，试管婴儿不是万能钥匙，该做时才做，不要查出不孕就要求做试管婴儿，更不能因为想要双胞胎而做试管婴儿。

（1）试管婴儿需该做时才做

目前，国内很多医院都能做试管婴儿，根据患者的不同条件，花费大概在2万～3万元。"2万～3万元就能拥有一个宝宝"，对于不孕不育的夫妇来说，这无疑是一个好消息。但不是所有的不孕症都需要做试管婴儿，有一些可以通过更简单的方法来解决的情况，一般不建议患者做试管婴儿。

做试管婴儿也是有风险的，例如促排卵时可能会引起卵巢过度刺激综合征；做穿刺时可能会引起盆腔感染或出血；做试管婴儿容易出现的多胎妊娠也属于高危妊娠，因此做试管婴儿一定要慎重。

（2）试管婴儿技术并不能"定制"双胞胎

中国人的传统观念认为多子多福，有的患者在做试管婴儿时希望医生能帮自己"定制"双胞胎，有的甚至专门为了孕育双胞胎而做试管婴儿。事实上，试管婴儿技术是不能定制双胞胎的。我国规定，35岁以下第1次做试管婴儿，只能移植两个胚胎；35岁以下第2次或者35岁以上第1次做试管婴儿可以移植3个胚胎；有时根据患者的情况也有可能只移植1

个胚胎。但是移植胚胎后，能够存活一个还是两个，是由自然选择来决定的，而不是医生能决定的，没有哪个医生能保证移植的胚胎都能存活。因此，所谓的"定制"双胞胎是不可能的，为了生双胞胎而做试管婴儿更不可取。

（3）国内试管婴儿成功率比国外更高

有人会担心，国内试管婴儿技术如何？和国外相比会差很多吗？事实上，从临床数据来讲，我国试管婴儿技术的成功率比国外高很多。2005 ～ 2006 年，我国的试管婴儿技术和国外相比，还有一定的差距，但是经过这些年的发展，以及与国外同行的交流的增多，近年来特别是 2010 年以后，我国试管婴儿技术的成功率已经远远超过了国外。这是因为中国人口多，患者数量多，中国医生累积的经验也多，技术也就越熟练，所以，国内试管婴儿成功率比国外更高。

每个生殖中心试管婴儿技术的成功率是不一样的，好一点儿的生殖中心的成功率能达到 50% ～ 60%，一般的生殖中心为 30% ～ 40%，目前全国大概有 1/5 的生殖中心试管婴儿技术的成功率能达到 50% 以上。

（4）试管婴儿和自然受孕的婴儿没有任何区别

很多人担心试管婴儿会不会比自然受孕更容易流产或早产，有的甚至还担心试管婴儿长大后会和自然受孕婴儿不一样，会存在某些健康隐患。其实，试管婴儿和自然受孕婴儿是没有任何区别的。除了在孕早期 3 个月因为做了促排卵和取卵需要加

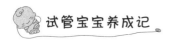

强保胎以外，其他风险和自然受孕是一样的，也不会影响正常分娩。

有研究者对试管婴儿进行随访（随访到12岁），结果显示，试管婴儿的先天畸形发病率、小学阶段受教育程度、人格、性格等各方面都和自然受孕儿是一样的。

试管婴儿技术只是最后的选择，保持健康的生活习惯，保护好自己的生育能力才是根本。现在很多年轻人喜欢熬夜、使用电子产品、抽烟、喝酒，这些行为都会影响生育能力。有的年轻女孩不懂得保护自己，怀孕后选择人工流产，这很可能会导致输卵管通畅度异常，从而造成不孕。如果患了不孕症，一定要到正规有资质的医院就医，不要轻信广告，以免延误病情。

6. 多胎妊娠为什么一定要减胎

中国人的传统观念认为多子多福，在提倡"只生一个好的"社会政策下，许多不孕症患者在治疗中希望多排几个卵泡，多移植几个胚胎，一次助孕，多胎分娩。殊不知适得其反。多胎妊娠（一次妊娠同时有两个或两个以上的胎儿）属于病理妊娠，孕妇在妊娠期和分娩时往往出现多种并发症，严重威胁母婴安全。随着胎数的增加，围产儿死亡率也明显增加，即使有多个早产儿存活，其体格与智能素质也可能下降。为了有效而安全地控制胚胎和分娩数目，减少多胎妊娠对母婴的损害，提高存活儿的成活率与质量，实施多胎妊娠选择性减胎术非常必要。

（1）多胎妊娠孕妇的并发症

①流产：双胎妊娠的自然流产率是单胎妊娠的 2～3 倍。胎儿个数越多，流产危险性越大，与胚胎畸形、胎盘发育异常、胎盘血液循环障碍及宫腔容积相对狭窄有关。

②妊娠高血压综合征：多胎妊娠的妊娠高血压综合征发生率为单胎妊娠的 3 倍，症状出现早且重症居多，往往不易控制，子痫发病率亦高。子痫严重威胁母儿健康。

③贫血：多胎妊娠贫血发生率是单胎的 2.4 倍。多因血容量增加多、铁的需要量大而引起，妊娠后半期多有缺铁性贫血。若叶酸缺乏可致巨幼红细胞性贫血。贫血导致胎儿缺氧，进一步促进了胎儿宫内生长迟缓。

④羊水过多：双胎妊娠羊水过多的发生率为 12%，与双胎输血综合征及胎儿畸形有关。

⑤胎盘早剥及前置胎盘：胎盘早剥是双胎妊娠产前出血的主要原因。起病急，发展快，严重威胁母儿健康。由于胎盘面积大，易扩展至子宫下段而覆盖子宫颈内口，形成前置胎盘，其发生率比单胎高 1 倍。

⑥妊娠期肝内胆汁淤积症：多胎是单胎的 2 倍。易引起早产、胎儿窘迫、死胎、死产。

⑦产后出血及产褥感染：子宫肌纤维过度伸展致子宫收缩乏力，胎盘附着面大，易发生产后出血，增加感染机会。

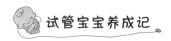

（2）多胎对胎儿影响有哪些

多胎分娩的围产儿死亡率明显增高。

①早产：约 50% 双胎妊娠并发早产。胎儿个数多合并羊水过多时，宫内压力过高，早产发生率高。多数早产为自然发生，或因胎膜早破后发生。据统计双胎妊娠的平均妊娠期仅 37 周。

②胎儿宫内生长迟缓：多胎妊娠最常见并发症。30 孕周以前，双胎胎儿的生长速度与单胎相似，此后即减慢。胎儿宫内生长迟缓的发生率为 12% ～ 34%，其程度随孕周的增长而加重，两个胎儿生长不协调，单卵双胎比双卵双胎更显著。

③双胎之一宫内死亡：多胎妊娠时，流产、早产比单胎多，发生胎儿宫内死亡亦多。有时，双胎之一死于宫内，另一胎儿继续生长发育，孕晚期胎儿死亡，可引起孕产妇弥散性血管内凝血，稽留 4 周以上约 30% 孕产妇出现凝血功能障碍。

④胎儿畸形：双胎妊娠胎儿畸形率比单胎高 2 倍，原因尚不清楚，宫内压迫可致畸形足、先天性髋关节脱位等胎儿局部畸形。

由此可见，多胎妊娠的弊大于利。因此减胎是为了保障母儿的生命权益，保证胎儿的生命质量。中华人民共和国国家卫生和计划生育委员会《人类辅助生殖技术规范》对移植胚胎数目有着明确的规定，助孕发生的多胎妊娠概率已大大超出了自然妊娠多胎的发生率。多胎妊娠必须实施减胎术，避免双胎，严禁三胎和三胎以上的妊娠分娩。

减胎技术已非常成熟，早期减胎术后的剩余胎儿存活率也非常高，手术主要有经阴道或经腹两种方式。下面简单介绍一下早期经阴道减胎的方式。

早期减胎采取经阴道减胎术。手术方式如同取卵术，以碘伏严格消毒外阴及阴道，在阴道 B 超引导下，使用特制减胎针经阴道穿刺，穿过子宫壁进入欲灭胚胎的胚囊，直接穿刺胚胎心管搏动部位，减灭胎儿。一般只进针 1 次，疼痛感轻，多数患者表示能忍受，部分患者无感觉。

12 周以后的晚期需在产科经腹减胎。

不孕症患者助孕治疗的精力耗费和经济付出都很大，在这种前提下，生育一个健康的宝宝尤其重要。许多患者存有侥幸心理，以减胎有风险为由拒绝减胎，认为养得起三个宝宝，但结果很可能等不到胎儿成熟就已发生流产、早产，之前的助孕治疗全部白费。这时再后悔未听从医生的意见，悔之晚矣！

7. 反复出现自然流产或胚胎停育怎么办

（1）小孕周的流产和胚胎停育

偶然发生自然流产或胚胎停育的风险约 10%，也许没有原因，也许存在原因。医生建议先观察，如果第 2 次妊娠仍出现这种情况，则需全面检查。有一部分患者比较担心这个问题，为了消除疑虑也会前来就诊。

如果出现多次自然流产或胚胎停育该怎么办呢？

建议先就诊找出原因。包括双方染色体、血型（如果女方

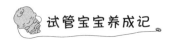

O 型，男方非 O 型需查抗血型抗体）；女方甲状腺功能、生殖激素六项、凝血功能、自身免疫抗体、产前病毒五项；男方精液常规和畸形率染色体等。

早期自然流产和胚胎停育的主要原因是染色体异常，除了父亲或母亲染色体异常外，还有一种情况是双亲染色体正常而形成胚胎时发生染色体异常或突变。

女方 O 型血，男方非 O 型血导致溶血的可能性较大，但并不是其他的血型没有导致溶血的可能。

甲状腺功能异常可能引起胎儿生长发育的异常或停滞。

生殖激素异常，如促卵泡激素（FSH）过高提示卵巢功能下降，卵子质量降低，染色体异常的发生率增加；高泌乳素血症和高雄激素血症会抑制卵泡的生长发育或影响卵子的质量。

凝血功能如凝血四项或 D- 二聚体水平异常，可能会影响胚胎在子宫内膜的种植及绒毛的生长。

自身免疫抗体阳性，可能会导致妈妈的高凝状态，即"易栓症"，进而影响胚胎的发育。

五种产前病毒，检查的抗体分两种，IgG 和 IgM。前者提示既往感染，是一种保护性抗体，后者提示近期感染，需治疗后再妊娠，否则可能引起胎儿畸形等。

男方精子的畸形率过高，可能存在 Y 染色体的异常，此时也建议查一查 AZF，即 Y 染色体的微缺失。

找出原因后，纠正异常的体内环境，哪里异常就治哪里。但是染色体的问题没法纠正，只能减少或避免染色体异常的胚胎种植。此时可以借助胚胎植入前遗传学筛查（PGS）或胚胎植入前遗传学诊断（PGD）这个技术的帮助。

（2）较大孕周的流产

孕周稍大的时候发生流产，则需要考虑宫颈松弛、胎儿畸形或某些原因引起的胎膜早破。宫颈松弛或宫颈机能不全的患者在诊断明确后，需就诊于产科，在孕前或孕期第 13～18 周做宫颈环扎术，防止再次出现流产。重大的胎儿畸形也会导致胎儿死亡，排畸超声和唐氏筛查能帮助鉴别。阴道炎或宫内感染、长时间站立或过于劳累可能导致胎膜早破，进而发展为流产。

8. 配子赠送

在临床工作中，医生会遇到这样一群人。男性很年轻很健康，但是查精液常规，检查报告却提示没有精子。女方很年轻，却早早地闭经，只能依靠人工周期来月经。他们承受了很大的压力，很想拥有属于自己的宝宝，却无能为力。

对于无精子症的男性，医生建议他们先就诊男科，由男科医生明确诊断。如果是梗阻性无精子症，通过手术有可能恢复正常；如果手术能取到少量精子，可以考虑做卵细胞胞质内单精子注射；如果一个精子都没有，那就只能使用精子库的供精了。

对于年轻的卵巢衰竭的女性，医生会先想办法诱导卵巢

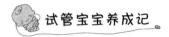

正常工作，只有极少数患者很幸运地恢复了自己的卵巢功能，绝大部分女性则只能等待赠卵。另一部分年龄较大的女性，卵巢功能随年龄自然衰竭但膝下无子仍有强烈的生育要求，医生也会建议她等待赠卵做试管婴儿治疗。

供精和赠卵，女方所怀的宝宝的遗传学父亲或母亲是供精者或赠卵者，宝宝的生物学父母与法律学父母不能重合，这造成了宝宝与父母关系的复杂性，在很多权利的享受和义务的履行会存在纠纷。所以，在配子赠送的辅助生育技术治疗过程中，需要向患者夫妻重点强调他们应该将配子赠送得来的宝宝视为己出，负有伦理、道德、法律上的权利和义务。捐赠精子和卵子者不可追究精子和卵子的去向，接受赠卵、供精者亦不可追究其来源，即做到供者与受赠者的双盲。这也是为了避免破坏法律上的关系，引起家庭生活、财产等纠纷。

精子库规定，1名供精者最多只能提供精子给5名妇女受孕，这无疑大大降低隐性遗传病的发病率，降低了人们所担心的近亲结婚和繁殖的发生率，但是仍无法完全避免。而对于赠卵者，目前仅限于接受辅助生殖技术的患者，促排卵所获的卵子，满足自己需求之余，将剩余卵子捐出。她必须对所赠卵子的用途、自身权利和义务完全知情同意，同时禁止供卵商业化。

在一些问题的处理上，中国和国外是不一样的。某些国家在宝宝满18岁以后，父母可以告诉宝宝他们遗传学父亲或母亲是谁，还有国家甚至公开捐赠者的身份。而有的国家则明确规定宝宝没有出生知情权。

在配子赠送的治疗中，医生严格执行审批准入制度，严格筛选适应对象，并成立伦理委员会进行监督和管理，让患者知情同意，同时必须遵守保密原则，并确保生殖质量。在门诊，不少患者提出用自己亲人提供的卵子或精子进行治疗，医生都一一拒绝了，否认了他们的想法，并告诉他们其中的道德伦理和法律问题。在给不孕夫妇带来幸福与圆满的同时，医生很有必要从下一代的角度和利益去考虑问题，所以必须严格执行相关伦理和法律规定。

9. 女性生育力的保存，冷冻卵子是否解决问题

低温保存可以使食物保存的时间延长，从各种科幻片中也能看到，人类通过在低温环境下的休眠数十年到达太空的另一处而仍保持年轻。同样，卵子在低温下也能保持相当的潜能而不因光阴而"老去"。于是，在生殖领域出现了冷冻卵子。

不同于平时用冰箱冷冻食品，医生用的是液氮保存卵子，保存的温度为零下 196℃。从常温直接进入如此低的温度，卵子能承受得了吗？会不会跟组织细胞一样，一下子冻住失去发育潜能，稍微一用力就断了或碎了呢？

娇弱的卵子怕光，更别说如此快速的降温。学者们通过长时间的研究发现，卵子中的水分在冷冻过程中会形成结晶，如同利剑般会刺伤卵子，损伤卵子的内部结构，进而限制其发育

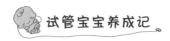

潜能甚至直接致死；倘若去除水，那么悲剧就可以避免。那如何去除水，就交给胚胎实验室的实验员吧，这需要精细的操作和准确的时间控制。

卵子是人类最大的细胞，它在失水后会变形，解冻后它又由皱缩的形态恢复饱满。它没有海绵那么厉害，吸水的能力那么强而稳定。卵子的复苏率不高，约60%。复苏是指把液氮中冷冻的卵子解冻，让卵子恢复原来的面貌和活力。复苏后的卵子与精子结合受精，此时的受精率也较新鲜取出来的卵子的要低。

所以，只在以下情况，医生才建议冷冻卵子。比如，男方因为梗阻性无精子症做试管婴儿，在女方取完卵后，发现男方睾丸或附睾穿刺取不到精子时，卵子没有精子可以受精，才将卵子冷冻。这种情况下只有极少数的女性愿意将自己的卵子捐赠给其他没有宝宝或没有卵子的患者。有时这样的善心会换来一份供精或其他好运！

还有一种情况，未婚女性被告知罹患恶性肿瘤需要接受放化疗。放射线和化学药物在杀死肿瘤细胞的同时也会杀死正常的组织和细胞，很有可能导致卵巢衰竭。此时，这类患者需要考虑保存自己的生育能力，接受促排卵治疗保存卵子，或者直接保存部分卵巢组织。

还有一种情况是冷冻胚胎。胚胎是卵子和精子结合受精的产物，它有46条染色体，比卵子多了1倍，卵子只有23条染色体。

胚胎中所含的细胞即卵裂球体积比较小，更能耐受冷冻和复苏过程中剧烈的温度变化，冷冻后的复苏率也更高。如果试管婴儿周期患者得到了很多胚胎，医生便将剩余的胚胎冷冻于液氮，在需要时，做冻融周期的胚胎移植。

冷冻卵子的代价很大，需要花时间和金钱促排卵，还要承受卵子复苏失败甚至全军覆没的风险和受精失败的风险，以及发育潜能受限的风险。医生不建议适龄女性因种种因素推迟生育，错过最佳生育时间。

卵子冷冻和胚胎冷冻在中国目前只限于不孕症的治疗，对于年轻可以生育的夫妇，是不能实现的。不孕症女性大部分都大于 35 岁，卵巢功能已经下降，已经被划分为高育龄女性，即使做试管婴儿，也将面临一系列诸如不容易怀孕、怀孕后容易流产、孕期容易产生各种并发症等问题。

某些公司所谓报销冷冻卵子的"生育福利"其实并不是真正的生育福利；你把自己的青春热血都给了公司，然而当青春逝去后，不能生育了，失去的更多。真正的福利是鼓励员工适龄结婚和生育。

在此，医生提倡女性适龄生育，规律作息时间，保持好的睡眠，学会避孕。冷冻卵子并不能解决问题。

10. 卵巢低反应

女性的卵泡自胚胎形成就自主发育和闭锁，在胚胎 6～20 周时生殖细胞达高峰，共 600 万～700 万；胎儿期卵泡不断闭锁，

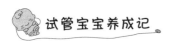

出生时约剩 200 万，儿童期多数退化，至青春期只剩下 30 万个。生育期每月发育一批（3 ～ 11 个）卵泡，经过募集、选择，一般只有 1 个优势卵泡可达完全成熟并排出，其余的卵泡闭锁。女性一生中只有 400 ～ 500 个卵泡发育成熟并排卵。存储的卵泡（始基卵泡）随年龄增加不断减少至耗竭。

（1）什么是卵巢低反应

通俗地说就是在促排卵过程中，卵巢对促卵泡生长素反应不良，即使使用超大剂量的促卵泡素也不能产生足够数量的卵泡，或卵泡生长缓慢，激素水平不够。

（2）如何诊断卵巢低反应

过去卵巢低反应的诊断标准不统一，直到 2011 年 ESHRE 组织对卵巢低反应给出了确切的定义，以下 3 条中至少两条就可以诊断：①高龄（≥ 40 岁）或者有其他已知的遗传性或获得性导致卵泡减少的风险因素。②既往有因为少于 3 个卵泡发育导致试管促排卵周期取消的病史。③卵巢储备功能检测异常：包括窦卵泡数（AFC）为 5 ～ 7 个，或抗苗勒氏管激素（AMH）为 0.5 ～ 1.1ng/ml。如果年龄或者卵巢储备功能检测正常，患者连续两个周期应用最大化的卵巢刺激方案仍出现卵巢低反应，也可以诊断。

（3）导致卵巢低反应的原因

①年龄因素：随着年龄增大，卵巢内窦卵泡数减少，卵巢反应逐渐下降，大于 35 岁下降速度更为明显（图 5-17）。

年轻者　　　　　　　　高龄者

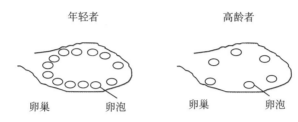

卵巢　　　卵泡　　　　　卵巢　　　卵泡

图 5-17　年龄因素导致的卵巢低反应

②卵巢和盆腔的手术：影响卵巢血液供应及卵子的来源。

③有促排卵失败的经历，包括过度的降调节和促性腺激素 (Gn) 的使用量不足。

④ Gn 受体缺陷或多态性使生物活性降低，促卵泡激素 (FSH) 受体或促黄体素（LH）受体缺陷。

⑤遗传因素：染色体数目和结构异常，染色体畸变以及特殊基因突变或变异。

（4）影响卵巢低反应因素有哪些

初始卵泡数量不足、卵泡池的耗竭、加速的卵泡丢失、卵巢卵泡功能异常、信号缺陷 、酶缺陷、自身免疫等可导致卵巢低反应。

（5）哪些人容易出现卵巢低反应

①高龄：随着年龄增加，卵巢反应性降低。

②遗传因素：如染色体数量异常，唐氏综合征，Xp、Xq 基因巨大缺失，某些相关基因突变。

③获得性因素或后天因素，如：子宫腺肌瘤、化学或放射

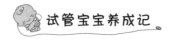

线（放疗或化疗），卵巢手术史（卵巢良恶性肿瘤手术）。

（6）卵巢低反应带来不良影响

①卵巢反应差，超促排过程用药量增加，所获卵子质量下降。

②促排卵获卵数减少，辅助生育的成功率大大降低（图5-18）。

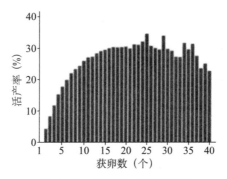

图 5-18　获卵数与活产率关系

（来源：Sunkara SK, Rittenberg V, Raine-Fenning N, etal. Association between the number of eggs and live birth in IVF treatment: an analysis of 400135 treatment cycles. Hum Reprod, 2011, 26(7): 1768-1774.）

③年龄越大，卵巢低反应发生率越高，成功率越低。

（7）卵巢低反应者处理

卵巢低反应者辅助生育的成功率大大降低，为 10%～25%，年龄越大成功率越低，但不等于没有生育的机会，医生会根据患者个体特点，制订个体化治疗方案，调整促排卵方案。目前适合卵巢低反应的方案有：短方案、拮抗剂方案、改良长方案、微刺激甚至自然周期取卵。另外还有一些辅助方法，如年轻但雄激素过低者，可考虑补充脱氢表雄酮（DHEA）来增加激素合成的底物，提高卵巢反应；对黄体生成素（LH）过低者超促排过程中添加黄体生成素（LH）；卵泡生长缓慢者添加生长激素、芳香化酶抑制剂等，最终仍然得不到优质卵泡者可通过供卵来获得妊娠。

11. 卵巢高反应

关于卵巢高反应的定义，目前尚无国际统一的标准，一般认为注射 HCG 日血清雌二醇 >3000pg/ml 或促性腺激素药物（Gn）用量小于 225IU/d 时成熟卵泡数大于 15 ～ 20 个。

（1）卵巢高反应易发人群

多囊卵巢综合征、高胰岛素血症、高雄激素者、瘦小体型者、年龄 < 35 岁。

（2）卵巢高反应危害

卵巢过度刺激、腹水、胸水、血栓形成（严重者可至脑血栓）、子宫内膜容受性差、妊娠率低、卵巢扭转、急腹症。

（3）如何预防卵巢高反应带来的危害？

①高危患者选择合适方案，常用超长方案或拮抗剂方案。

②减少 Gn 的起始用量，减少卵泡的募集。

③适时 HCG 扳机，必要时考虑未成熟卵体外成熟（IVM）技术。

④拮抗剂方案时可选用促性腺激素释放激素剂(GnRH-a)

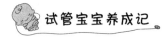

扳机。

⑤避免发生过度刺激，必要时可全胚胎冷冻，择期解冻移植。

⑥取消周期。

（4）发生了卵巢过度刺激怎么办

①饮食：鼓励高蛋白（肉类、蛋奶类、豆蛋白）、低钾饮食，多饮水。

②补液：防止低钠血症，用 0.9% 生理盐水或葡萄糖补液，注意尿量。

③扩容：用万汶等提高血浆胶体渗透压，严重低蛋白者输注白蛋白。

④抽吸腹水：经腹腔穿刺或阴道后穹窿穿刺放腹水。

⑤取卵完成并恢复血容量后使用拮抗剂。

⑥全胚冷冻。

12. 卵巢过度刺激综合征

卵巢过度刺激综合征（OHSS）是诱发排卵过程中较常见的并发症，严重者可引起血液浓缩、胸腹水、肝肾功能损坏、血栓形成、成人呼吸窘迫综合征，甚至死亡。1951 年有首次病例报道，首例死亡病例报道于 1961 年。

（1）卵巢过度刺激综合征（OHSS）的发病率

卵巢过度刺激综合征（OHSS）的发生率与促排方案、黄体支持、是否妊娠有关。受孕周期是非孕周期的 4 倍。轻度卵巢过度刺激综合征（OHSS）发生率为 20%～33%；中度卵巢过度刺激综合征（OHSS）发生率为 3%～6%；重度卵巢过度刺激综合征（OHSS）发生率为 0.1%～2%。因此，在诱发排卵过程中必须严密监测，预防并积极治疗卵巢过度刺激综合征（OHSS）。

（2）卵巢过度刺激综合征的分类

根据卵巢过度刺激综合征（OHSS）发生时间分为以下几种。

①早发型卵巢过度刺激综合征（OHSS）：使用人绒毛膜促性腺激素（HCG）后 3～9 天，病情严重程度与卵泡数、E_2 水平有关；如无妊娠，10 天后缓解；如妊娠，将持续 2～4 周，可能病情加重；如终止妊娠则病情很快好转，腹水消退。

②晚发型卵巢过度刺激综合征（OHSS）：使用人绒毛膜促性腺激素（HCG）后 10～17 天，与妊娠尤其是多胎妊娠有关。

（3）卵巢过度刺激综合征的高危人群

多囊卵巢综合征、高胰岛素血症、高雄激素者、瘦小体型者、过敏体质、年龄 <35 岁、既往发生过卵巢过度刺激综合征（OHSS）者、外源性大剂量促性腺激素（Gn）、雌二醇 >4000pg/ml，卵泡数目过多，排卵前后应用人绒毛膜促性腺激素（HCG），多胎妊娠。

（4）发生卵巢过度刺激综合征时，身体有什么改变呢

主要有两方面变化：卵巢增大及血管通透性增加。

①卵巢增大：表现为双侧卵巢多发性卵泡及黄体囊肿伴间质水肿。

②血管通透性增加：表现为由于毛细血管壁的损害，血管通透性增加，导致血管内液体漏出，引起胸水、腹水和弥漫性水肿等，进而使血容量减少，血液浓缩，肾血流量灌注不足，少尿，同时伴有电解质紊乱、氮质血症、血栓形成等，严重者可因肾衰竭、成人呼吸窘迫综合征而致死亡。

（5）卵巢过度刺激综合征的分度

根据临床及实验室检查，Navot 等人将卵巢过度刺激综合征（OHSS）分为四度。

①轻度 I 级：血 E_2 水平至少达 1500pg/ml，卵巢增大，但直径≤ 5cm，可伴有轻度腹胀不适。

② II 级：在 I 级基础上出现消化道症状，有恶心、呕吐或腹泻等。

③中度Ⅲ级：在轻度基础上，B 超证实有腹水，卵巢进一步增大，超过 5cm，但小于 12cm，可伴有腹胀、腹痛等。

④重度Ⅳ级：在中度的基础上出现胸水、腹水，呼吸困难，卵巢直径≥ 12cm，重度低蛋白血症，肝功能异常，少尿，红细胞比容 >45%，或较基础值增加 30% 以上，白细胞计数＞ 12×10^9/L，肌酐 1.0 ～ 1.5mg/dl，肌酐清除率＞ 50ml/min。

⑤极重度Ⅴ级：在重度基础上，出现张力性胸水、腹水，血容量不足，血液浓缩，高凝状态，肾动脉灌注不足及肾功能损害，少尿或无尿，电解质紊乱，血栓形成等，个别患者可出现成人呼吸窘迫综合征。

（6）卵巢过度刺激综合征（OHSS）重在预防

医生根据患者的情况选择合适的促排卵方案和启动剂量，并加强监测，在可能出现卵巢过度刺激综合征（OHSS）时及时告知患者，共同决定是否继续促排或取消周期、是否全胚冷冻或新鲜周期移植，指导患者饮食，告诉患者及时复诊。

（7）卵巢过度刺激综合征（OHSS）的治疗

轻度、中度卵巢过度刺激综合征（OHSS）具有自限性，尤其是妊娠后，卵巢过度刺激综合征（OHSS）可持续达 $2 \sim 3$ 个月，可在门诊严密随访，必要时给予一般对症治疗，防止病情进一步发展，而重度卵巢过度刺激综合征（OHSS）者应住院积极治疗，严密监测，预防并发症。患者应注意休息，自我观察症状。医生应监测患者电解质、白蛋白，行超声检查腹水、胸水、凝血功能等，纠正电解质紊乱、补充白蛋白，胸腔或腹腔穿刺放水等。

（8）哪些卵巢过度刺激综合征（OHSS）患者需要住院

①呼吸困难或急促。②低血压、头昏眼花或晕厥。③严重电解质紊乱。④血液浓缩。⑤肝功异常。⑥严重腹痛与腹膜刺激征。⑦严重的恶心呕吐，影响每日摄入食水。⑧若妊娠时应警惕严重少尿或无尿。⑨张力性腹水。

（9）哪些卵巢过度刺激综合征（OHSS）患者需要采用腹腔穿刺术

①重度腹水引起腹部胀痛。②呼吸困难或低氧血症等呼吸

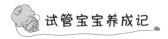

系统症状。③纠正血液浓缩后仍少尿或无尿。

13. 输卵管积水患者做试管婴儿前也有可能需要手术治疗

输卵管阻塞的患者，即使已经决定做试管婴儿了，也不能将所有的输卵管问题都放任不管了。特别是伴有输卵管积水的患者，做试管婴儿之前有可能需要手术治疗。为什么呢？因为积水都是由炎症引起的，而输卵管又与宫腔相通，一旦积水进入宫腔就会将大量的炎性物质带入其中，这些炎性物质会影响胚胎着床。不仅如此，积水进入宫腔还可能将胚胎冲走。所以对于有输卵管积水的患者，在做试管婴儿前医生会建议其将输卵管结扎或者切除。因为输卵管和卵巢的血液供应来自同一条动脉，回流也是同一条静脉。手术中医生会小心地将血管分离好，尽量不去破坏卵巢的血液供应，尽量不影响其功能。但是每个人的血管走行分布情况不同，医生也无法保证每一次手术都不会影响到卵巢功能。所以输卵管积水是否需要手术、何时手术，需要医生根据患者的情况，综合判断后决定。

14. 传染性疾病的患者辅助生育治疗注意事项

如果你患有乙肝、梅毒等传染病，需提供传染病医院专家的就诊证明，证明你不在疾病传染期内，才能做试管婴儿治疗。对艾滋病患者，医生暂时没有条件为其做试管婴儿。

15. 患者和医生之间需要理解与沟通

（1）求助于医学专业网络

网络作为现代人生活中不可或缺的一部分，是患者出现问题和疑惑后最先求助的对象，有个头疼脑热的，不先看医生，也要先"百度一下"。

但在享受网络带来便捷的同时，也会受到网络中信息多样化的干扰。因此患者应该学会去看一些专业的、权威的网站。比如一些知名网站的医生个人主页上的文章和答疑解惑。

（2）相信医生，说出自己的疑惑

在医生开具了一些药物及检查后，患者应适当了解它们的治疗效果和检查目的。在有了全面的认识后，建立起对医生的信任，遵从医嘱，方能达到最好的治疗效果。在内心存在疑惑时，要及时地说出来，从医生那里得到最确切的答案，以免自己乱猜测。俗话说"病急乱投医"，在内心存在不信任和困惑时，容易找一些"江湖医生"或者偏方，耽误了病情，让专业的医生们看了心焦。

（3）发挥主动性

很多生殖内分泌相关的疾病的治疗，除了医生的指导与治疗外，更多地需要患者在自己的生活及饮食习惯、心理状态、体重控制等方面做出努力。

（4）不要轻言放弃，一步一个脚印

看病，尤其是慢性疾病（包括内分泌方面的疾病），其实

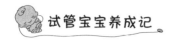

很大程度上与平时生活中做事存在很大的共性，需要有坚持的精神和对自我小小的提高的肯定。用药后不一定就会立即见效，没有好彻底不代表没有好转。若是觉得自己没那么坚强，不妨多来和医生们聊聊，多少能得到些鼓励和"正能量"。

16. 辅助生殖伦理与法规

人类试管婴儿等辅助生殖技术的实施，给广大不孕不育夫妻带来了福音，但同时也带来了许多社会伦理道德的问题。在我国一些地区，受利益驱使，一些非法代孕机构、美女卵子库、名人精子库孕育而生。为了防止辅助生殖技术机构的管理混乱，国家出台了一系列法律法规来保障广大患者的利益不受侵害。对于想要治疗不孕症的夫妇来说，了解相关的伦理和法律知识是很有帮助。

（1）是否所有医院都有做试管婴儿的资质

国家明文规定人类辅助生殖技术必须在经过批准并进行登记的医疗机构中实施，国家对申请开展人类辅助生殖技术医疗机构的人员、技术和配备的设备有着严格的要求，需经过卫生行政部门和权威专家的讨论和检查才能正式审核通过。想要做试管婴儿的患者一定要选择一个有资质医疗机构才能保证自己的利益。

（2）所有人都可以做试管婴儿吗

并不是每个来门诊就诊的患者都能做试管婴儿，需要具备双方的身份证、结婚证和生育服务证，只有符合国家计划生育相关规定的夫妻才能进行辅助生殖治疗。并且，试管婴儿具有严格的适应证，在决定接受试管婴儿治疗之前，夫妻双方需要亲笔签署有关此项治疗的知情同意书，表明双方都知晓并且认可此项治疗的基本流程、成功率及并发症。

（3）试管婴儿可以选择小孩的性别吗

为了帮助有遗传疾病夫妇优生优育，及时发现胎儿染色体异常，避免高危夫妇在发现胎儿异常后不得不终止妊娠，需经过遗传学专家的分析和医嘱，才可以通过试管婴儿选择宝宝性别。法律规定医院不能实施无医学指征的性别诊断，而且这项技术比较复杂，成本高，可以检出的疾病很有限，仍然存在一定的风险性。目前也只有极少数几家生殖中心具备该项资质。

（4）供精和供卵的来源可以自主选择吗

供精人工授精或者试管婴儿的精子来源只能是国家批准的人类精子库。国家对人类精子库管理有着严格规定，精子的采集和提供应当遵守本人自愿和符合社会伦理原则。不得以营利为目的进行精子的采集与提供活动。供精者应当是年龄在22至45周岁之间的健康男性。人类精子库会对供精者进行严格的健康筛选，并建立供精者档案，对供精者的详细资料和精子使用情况进行计算机管理、永久保存，并为供精者和受精者保密。供精者和受精者互相并不知道对方身份，只会了解血型、身高、体重等基本特征。夫妻双方需要签署知情同意书，对供

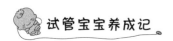

精辅助生殖所生育的宝宝同样负有伦理、道德和法律上的权利和义务。

国家卫生部颁布的管理办法中明确指出供卵对象限于正在接受试管婴儿治疗并且自愿捐赠的患者，不能是自己的亲戚朋友。供卵者和受卵者之间采取严格的双盲原则。

（5）代孕在我国合法吗

我国法律规定医疗机构和医务人员不能进行任何形式的代孕技术。

四、护理和宣教

1. 首都医科大学附属北京朝阳医院体外受精（IVF）患者须知

（1）取卵前 1 日

①多休息，避免剧烈运动，携带住院条和押金→一层 11 号窗口建住院病历号→住院处办手续→住院服务中心取新病历→来生殖中心行阴道冲洗。

②晚上 12 点以后禁食、禁水至取卵后方可进食。

③清水沐浴，更换干净内衣（取卵、移植当天穿棉质短袜、短袖或无袖内衣）。请勿使用化妆品、香水、指甲油。

④请摘掉首饰（项链、戒指、耳环、手镯、手表等）、义齿、发卡、隐形眼镜。

（2）取精须知

①取卵当天男方使用手淫法采集精液。

②取精前晚清水沐浴，更换干净内衣，避免使用香水。

③避免阴毛、衣物纤维等落入取精杯，如发现不能自己取精，务必告知工作人员。

④如有取精困难，请提前 1 日告知工作人员。

（3）取卵须知

①取卵当日早 8 点，夫妇双方（女方空腹）来生殖中心。

②取卵后去枕平卧半小时左右，期间不能进食进水，不能睡觉。之后无头晕可慢慢坐起、适量饮水，取卵后 2 小时无恶心、呛咳，可进食清淡易消化食物。若自觉头痛或头晕，先请护士测血压，若血压异常或腹痛剧烈及时通知医生。

③取卵后经医生同意，测量血压后离开医院。麻醉后 24 小时内禁止驾车、机械操作、沐浴。

④从取卵当天开始要肌注黄体酮，黄体酮为油性药物不易吸收，每次需更换注射部位，注射后按压 5 ～ 10 分钟。为防止注射部位起硬结可用毛巾热敷，温度为 30 ～ 40℃，时间以 20 ～ 30 分钟为宜。尽量在固定时间注射，不可遗漏，不可自行减量或更改药物。

⑤取卵后第 2 天上午 8:30 之前来生殖中心抽血查激素。根据情况做 B 超检查。请带住院押金条、出院通知办理出院。

⑥无特殊情况取卵后第 3 天移植。若需提前移植或有特殊

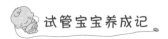

情况，主管医生会电话通知，请患者保持手机畅通。

（4）饮食

因手术过程中应用了麻醉药物，建议取卵当天中午饮食以清淡易消化为主，避免吃辛辣刺激以及太油腻的食物，可以喝小米粥、鲫鱼汤、绿色青菜及易消化的面食。米饭不好消化，最好不要吃。取卵后为预防卵巢过度刺激，要多吃富含蛋白质及利尿的食物、多吃水果蔬菜。

①取卵后因体内雌二醇水平升高，毛细血管通透性增加，富含蛋白质的液体漏入血管间隙，容易引起腹痛、腹胀，高蛋白食物如鸡蛋、牛奶、豆浆、鱼汤、骨头汤等可以补充蛋白质减轻症状。

②取卵后由于血管通透性改变，水分不容易排出，要多吃一些利尿的食物，每天可以吃五六块西瓜、冬瓜。纯橙汁、鲫鱼汤利尿效果都不错，建议患者食用冬瓜炖排骨，既可以补充蛋白质，又可以利尿，取卵后要保证每天的尿量在1500～2000ml。

③水果蔬菜中含有丰富的叶酸、维生素及纤维素，既能补充叶酸又能预防便秘，便秘时腹压增大，容易引起腹痛，建议患者多吃蔬菜水果保持大便通畅。

（5）休息

取卵后，卧床休息是有必要的，取卵后双侧卵巢处于增大的状态，如果剧烈运动容易造成卵巢扭转，所以动作尽量轻柔，躺在床上时不可猛地翻身或者猛地坐起。

（6）异常情况

取卵后个别患者会有阴道流血和腹痛的情况，请不用紧张，放松心情卧床休息，一般情况下流血会逐渐变成咖啡色，腹痛也会逐渐减轻。如果流血持续或腹痛加重，请及时来就诊。不过请放心，很少有这种情况的发生。对于取卵个数较多的患者，要学会进行自我观察，若发现小便次数或者尿量较平时明显减少，或者腹围明显增加，腹部皮肤变紧绷，请及时复诊。

（7）心情

保持愉快心情，为移植做准备，移植过程比较简单，无须麻醉，移植前可正常进食，嘱患者不要有太大的压力，良好的心情更有利于受孕。

2. 首都医科大学附属北京朝阳医院移植须知

①移植过程比较简单，无须麻醉，移植前正常进食、适度憋尿，移植后卧床休息20分钟左右即可下床排尿，留医院观察2小时左右，期间可以进食、饮水、翻身及下床解小便。

②移植后禁止性生活，禁止盆浴。

③饮食指导同取卵术后。

④对于取卵数目较多，尤其是大于等于15个的患者，移植后仍然要注意高蛋白饮食，同时要多摄入利尿的食物，多喝水多排尿，保证尿量，避免因胚胎着床后而触发的卵巢过度刺激综合征。

⑤移植后可正常上班，日常活动不受影响，避免久卧、久坐、久站，劳累、剧烈运动及重体力劳动。每天保证 8 ~ 10 个小时的睡眠，避免熬夜。

⑥遵医嘱用药。每天上午用药，不可漏用，不可自行减量或更改药物。

⑦心情放松，保持一个平和、乐观、放松的心态，更有利于胚胎的着床和受孕。

⑧特殊情况的处理：移植后偶尔会出现阴道少量流血或咖啡色的分泌物、腹痛等，先卧床休息，若能逐渐减轻，则继续用药到复诊；若腹痛加重伴腹胀、阴道持续流血，流血量接近或多于月经量，少尿（24 小时尿量少于 1000ml）时，于工作日工作时间内复诊，不要在其他科室或医院处理。若这段时期内出现轻微的感冒症状，可以通过多喝水，休息得以缓解。如出现高烧、剧烈咳嗽、扁桃体发炎、肺部感染等严重症状，请到内科咨询，在没有医生的指导之下请不要盲目用药。

⑨从移植结束到抽血查怀孕这段时期内，患者个体感觉差异较大，有患者会感觉胸胀、小腹痛、恶心，或者其他一些症状，但以上都不能用于判断是否怀孕，因此建议患者之间不要进行盲目的交流比较。

⑩胚胎移植后第 12 ~ 14 天上午到化验室抽血确认是否妊娠，无需空腹，尽量避开周末。如有囊胚，护士会电话通知。

3. 达必佳注射方法（图 5-19）

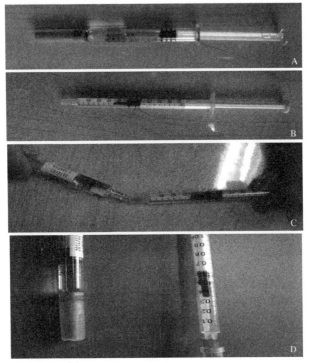

A：先取达必佳药物 1 支为 0.1mg，即为 1ml；B：再取普通注射器（1ml），刻度调至 0.5ml；C：将 0.05mg 的达必佳注射液贴壁推入预调好刻度 1ml 空针内；D：当日注射 1ml 空针内药物，余 0.05mg 达必佳放于冰箱 2 ～ 8℃冷藏，次日 24 小时内注射

图 5-19　0.05mg 达必佳注射方法

0.033mg 达必佳注射方法与上述类似，需注意药品有效期限问题，具体请详询 A649 房间护士。

附录　首都医科大学附属北京朝阳医院生殖中心

一、首都医科大学附属北京朝阳医院生殖医学中心简介

首都医科大学附属北京朝阳医院生殖医学中心成立于1999年9月，一直从事妇科内分泌疾病、不孕不育症及相关疾病的诊疗工作。于2000年起开展人类辅助生殖技术（包括夫精宫腔内人工授精技术、体外受精－胚胎移植术、卵胞质内单精子显微注射术、冻融胚胎移植术等），当时临床妊娠率达到30%以上，处于国内先进水平。2004年后由于场地原因暂时停止了体外受精等人类辅助生殖技术服务，而一直开展夫精人工授精技术治疗。2012年9月，经过人员、场地和设备的整理，又重新获得了体外受精－胚胎移植和供精人工授精的资质。现有博士生导师2名，高级职称5名，具有博士学位者9名。目前，首都医科大学附属北京朝阳医院生殖医学中心每月接诊生殖内分泌专科患者6000人次以上，每月实施包括体外受精、人工授精等各种辅助生殖技术100余例，体外受精技术的临床妊娠率维持在50%～60%。

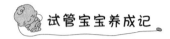

首都医科大学附属北京朝阳医院生殖医学中心目前能够实施的辅助生殖技术包括：体外受精－胚胎移植技术、单精子卵细胞浆内注射技术、胚胎／卵子冷冻保存技术、宫腔内配子移植技术、夫精人工授精技术和供精人工授精技术。该中心是目前北京地区能够采用供精人工授精技术进行辅助生殖的 3 家单位之一。

二、首都医科大学附属北京朝阳医院生殖医学中心医生简介

1. 李媛

女，医学博士，教授，首都医科大学附属北京朝阳医院生殖中心主任，博士生导师，北京市"215"高层次卫生技术人才妇产科学科带头人，教育部新世纪优秀人才。自 1994 年起开始从事生殖医学领域的工作，擅长各种不孕症如输卵管性、内分泌性、多囊卵巢综合征性不孕，以及子宫内膜异位症等的诊断和治疗，尤其擅长包括试管婴儿、人工授精等在内的多

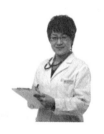

种不孕症治疗技术，近 20 年来治疗不孕患者上万例，具有极丰富的诊治经验，尤其擅长各种疑难不孕患者的诊疗，在患者中享有较高的声誉。承担着国家级和省部级科研课题多

项，获得国家级科技进步二等奖 1 项，省部级奖励 10 余项，发表文章近百篇，主编《人类辅助生殖实验室技术》一书。

出诊时间：周一和周三上午专家门诊，周四下午特需门诊

2. 曲丹妮

女，医学博士，副主任医师，2002 年留学日本学习试管婴儿技术。从事临床工作 10 余年，擅长各种不孕症、月经不调等妇科内分泌性疾病的诊断和治疗，如输卵管性、内分泌性、免疫性不孕和子宫内膜异位症等，有丰富的临床经验。

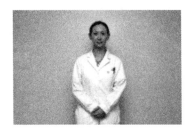

出诊时间：周一、周四下午，周二、周五上午

3. 刘姗

女，副主任医师，医学博士，博士后，擅长各种不孕症和月经不调等妇科内分泌疾病的诊断和治疗；2009—2010 年在美国纽约大学 North Shore Univ-ersity Hospital 留学；在《Fertility and Sterility》等杂志发表论文 7 篇，参编英文专著《Frozen Life》；主持国家自然科学基金青年基金 1 项，国家及省级博士后基

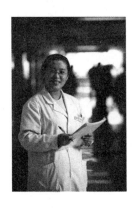

金 3 项。

出诊时间：周一至周五全天。

4. 任海颖

女，主治医师。2001 年毕业于上海第二医科大学附属仁

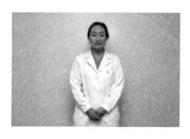

济医院妇产科生殖免疫专业，获得博士学位。从事妇科、产科临床工作 10 余年，擅长不孕不育的诊断与治疗，更年期综合征的诊断与处理，在不孕症妇科腔镜诊疗及孕前遗传咨询

方面积累了较多的经验。

出诊时间：周二至周五全天

5. 苏慧

女，主治医师，1995 年首都医科大学临床医学硕士毕业后一直从事妇产科临床医疗工作。1996 年获北京市科技进步

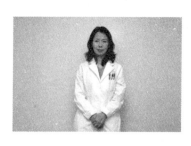

三等奖。1999 年重点转向生殖内分泌和计划生育领域，潜心于妇科内分泌疾病、避孕及不育症的临床、科研及教学工作。擅长不孕不育症、月经失调、多囊卵巢综合征、高泌乳素血

症、卵巢早衰、围绝经期综合征、绝经相关的骨质疏松和泌尿生殖道萎缩等妇科内分泌疾病的临床诊疗，具有丰富的临床经验。近 10 余年开展辅助生殖技术的临床工作和研究，如试管婴儿、人工授精等多种不孕症治疗技术，并取得一定的成绩。

出诊时间：周一、二、四、五全天

6. 张旸

女，博士，医师。2011 年获得北京协和医学院医学遗传学博士学位，从事妇科、产科临床工作多年，擅长妇科内分泌方面疾病的诊断与治疗，在遗传与优生方面有较多的经验。

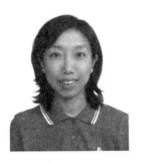

出诊时间：周一至周五全天

三、首都医科大学附属北京朝阳医院患者就诊指南

1. 院内导诊

初次就诊温馨提示

（1）你需要凭身份证（或身份证号、社保卡）在门诊楼 1 层 1 号窗口办 1 张首都医科大学附属北京朝阳医院就诊卡。

（2）你的挂号科室：生殖中心与妇科内分泌

（3）挂号地点：首都医科大学附属北京朝阳医院挂号窗口（周一至周五：门诊楼 1 层及 3 ～ 9 层；周末：门诊楼 1 层）

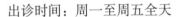

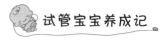

（4）就诊地点：门诊楼（A 楼）六层北侧的生殖医学中心门诊（初诊患者）；或南侧的生殖医学中心治疗区域（行试管婴儿、人工授精、输卵管造影、宫腔镜检查、卵泡监测等）。

2. 停车交通导航

为方便你就诊，提供以下交通指南。

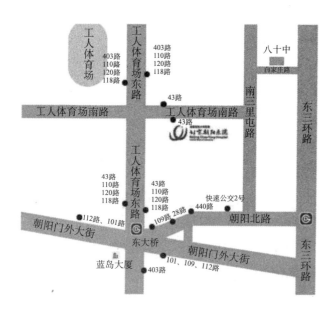

（1）公交车

东大桥站：109 路、440 路、101 路、112 路电、28 路公共汽车。

朝阳医院站：43 路、110 路、120 路、403 路、118 路电车。

（2）地铁

东大桥地铁站：地铁 6 号线。

（3）自驾车

驾车至北京市朝阳区工体南路 8 号（首都医科大学附属北京朝阳医院东门），从医院东门进入地下停车场停车。

3. B 超监测排卵注意事项

监测排卵目的：了解卵泡的生长过程，预测排卵时间，帮助查找不孕病因，掌控最佳受孕时间，为进一步诊疗提供依据。

地点：首都医科大学附属北京朝阳医院门诊楼六层生殖中心

注意事项：

(1)大部分患者从月经见血第 9～10 天开始进行 B 超监测，个别患者由于月经周期长短不同略有不同。

（2）据 B 超监测结果确定复诊时间，月经规律者大概需来就诊 4～5 次。

（3）行阴道 B 超检查前无须憋尿，应排空小便。

（4）优势卵泡出现后，应适时配合尿 LH 测试（用排卵预测试纸，准确地检测出黄体生成素的峰值水平，预知最佳的受孕或避孕时间），必要时抽血检查生殖激素（P、E_2 和 LH），以准确判断卵泡发育、排卵情况及黄体功能。生殖激素检查：空腹抽血；抽血地点在首都医科大学附属北京朝阳医院门诊楼四层。

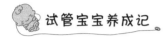

（5）卵泡监测时间：每周一至周五上午 8:00—11:00；下午 14:00—16:00。

（6）月经不规则的女性，监测时间会延长。

（7）据国家相关规定，目前与不孕有关的检查和治疗均为自费。

4. 试管婴儿检查项目

（1）女方

1）抽血：AMH，血常规＋血型，尿常规、血沉、肝炎六项、艾滋、梅毒、生化全项、甲状腺功能三项、凝血四项、产前病毒筛查、生殖激素 6 项。①月经见血第 2～4 天，上午 10 点前空腹抽血。②连续两个月无月经或阴道出血，除外妊娠后可直接抽血。AMH 可每周三、五、六、日上午 8:30 之前到首都医科大学附属北京朝阳医院门诊楼 A649 房间抽血。其他抽血项目在首都医科大学附属北京朝阳医院门诊楼四层。

2）门诊：液基波层细胞检测（TCT）、阴道清洁度、细菌性阴道病、衣原体。其中阴道清洁度、细菌性阴道病检查后的标本送往门诊楼 A602 室，TCT、衣原体标本留在诊室有专人来取。

3）心电图：在首都医科大学附属北京朝阳医院门诊楼三层。

4）妇科超声：交费后在首都医科大学附属北京朝阳医院门诊楼三层超声室预约超声。

（2）男方

1）精液常规：①取精前禁欲 3 ～ 7 天；②挂号：挂首都医科大学附属北京朝阳医院生殖中心与妇科内分泌科，普通号或者专家号；③精液送检时间：周一至周五上午 8:00—10:00，送至首都医科大学附属北京朝阳医院门诊楼 A602 室；④取报告时间：送检第 2 天下午 2:00—4:00，周五送检的报告要下个周一取。取报告地点同送检地点。

2）抽血：血常规＋血型、乙肝六项、Anti-HIV、Anti-TP、AST、ALT。抽血当天需空腹。

如果你手上有任何检查报告单，初诊均可带上，都有参考价值，1 年之内的相关检查都有效，可以不再重复查。

（3）其他特殊检查

染色体、AZF、自身免疫抗体等可咨询临床医生。

5.建病历

①要求：携带夫妇双方身份证、结婚证、准生证原件及复印件；就诊病历本，附医嘱。供精人工授精或供精试管婴儿者需带户口本。

②准备试管婴儿或人工授精术前检查，如异常需复查或治疗至正常后才建档。

③时间：周一至周五的每天下午 2:00—4:00。

④地点：首都医科大学附属北京朝阳医院生殖医学中心门诊楼 A649 室分诊台。

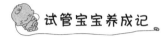

6.联系方式

通讯地址：北京朝阳区工体南路8号　首都医科大学附属北京朝阳医院门诊楼六层生殖医学中心

联系电话：010-85231423/010-85231435

微信平台：首都医科大学附属北京朝阳医院生殖医学中心

优生宝：

Android 版

IOS 版